临床护理技能综合应用

全清清　余　杨　谢幸尔
王依贵　蔡月双　冉妙惠　主编

U0339013

上海科学技术文献出版社
Shanghai Scientific and Technological Literature Press

图书在版编目(CIP)数据

临床护理技能综合应用 / 全清清等主编. — 上海：
上海科学技术文献出版社, 2023

ISBN 978-7-5439-8988-7

Ⅰ.①临… Ⅱ.①全… Ⅲ.①护理学 Ⅳ.①R47

中国国家版本馆 CIP 数据核字(2024)第 013179 号

责任编辑：付婷婷
封面设计：崔爱红

临床护理技能综合应用

LINCHUANG HULI JINENG ZONGHE YINGYONG

全清清　余　杨　谢幸尔　王依贵　蔡月双　冉妙惠　主编
出版发行：上海科学技术文献出版社
地　　　址：上海市长乐路 746 号
邮政编码：200040
经　　　销：全国新华书店
印　　　刷：江苏图美云印刷科技有限公司
开　　　本：787mm×1092mm　1/16
印　　　张：7.875
字　　　数：189 000
版　　　次：2024 年 1 月第 1 版　2024 年 1 月第 1 次印刷
书　　　号：ISBN 978-7-5439-8988-7
定　　　价：78.00 元

http://www.sstlp.com

《临床护理技能综合应用》
编委会

主　编　全清清　余　杨　谢幸尔　王依贵
　　　　蔡月双　冉妙惠

副主编　钱宇英　申红霞　劳林发　逄　慧
　　　　张　旭　廖婉君　马静波　曹　荣
　　　　刘晓灵　何明芬　查春梅　黄　娴
　　　　刘翠琴　张　敬　罗　娟

编　委　（以姓氏笔画为序）
　　　　马静波　邹平市孙镇中心卫生院
　　　　王依贵　重庆市人民医院
　　　　王建雄　四川大学华西第二医院
　　　　王萍萍　广东省珠海市斗门区妇幼保健院
　　　　王　梅　四川大学华西口腔医院
　　　　申红霞　暨南大学顺德医院
　　　　冉妙惠　重庆市潼南区人民医院
　　　　付　莹　武汉亚心总医院
　　　　全清清　山东省临沂市人民医院
　　　　刘晓灵　重庆市永川区人民医院
　　　　刘翠琴　陕西省渭南市第一医院
　　　　劳林发　暨南大学顺德医院
　　　　何明芬　成都市龙泉驿区第一医院
　　　　余　杨　中国医学科学院肿瘤医院深圳医院
　　　　张　旭　重庆大学附属肿瘤医院
　　　　张　敬　天津市第四中心医院
　　　　罗　娟　华南理工大学附属第六医院（佛山市南海区人民医院）
　　　　查春梅　东莞市水乡中心医院
　　　　逄　慧　莱西市疾病预防控制中心
　　　　钱宇英　常熟市第五人民医院
　　　　黄　娴　广州市番禺区第六人民医院
　　　　曹　荣　新疆昌吉州中医医院
　　　　谢幸尔　江苏省南通市第三人民医院
　　　　蔡月双　湛江中心人民医院
　　　　廖婉君　川北医学院附属医院

前　言

  护理工作是卫生健康事业的重要组成部分,直接服务于人民群众生命安全和身心健康,始终贯穿人的生老病死全过程,在预防疾病、协助诊疗、促进康复、减轻痛苦等方面发挥重要作用,对稳增长、促改革、调结构、惠民生具有重要意义。随着现代医学和精准医疗的开展,护理工作需要不断向更宽更精细的领域发展,对护理人员的要求也越来越高。

  本书从临床角度出发,将“以患者为中心”的护理理念贯彻其中,查阅大量文献和相关护理指南,并融入学科自身发展成果及临床实践经验,给护理人员及基层医务工作者提供了一部清晰明了的护理参考用书。在内容编排上简要介绍了基础护理技术,重点阐述了内科、外科常见病、多发病的临床护理应用,针对每种疾病,从护理措施、健康教育等方面论述,内容简明扼要,重点突出,易于理解,注重科学性和实用性,并尽可能将国内外最新护理知识和信息提供给读者,力求让护理人员及基层医务工作者在临床工作中遇到问题时可以通过查阅本书解决实际问题,也希望能为患者及其家属提供可查阅的方便、规范、可操作的护理依据。

  随着医疗技术的发展,护理学知识日新月异,加之作者水平和经验有限,故书中如有疏漏或不足之处,恳请广大读者及医务工作者批评指正,以期再版时予以改进、提高,使之逐步完善。

编　者

2024 年 1 月

目　录

第一章　基础护理技术

第一节　氧气吸入技术

一、目的

提高患者血液含氧量及动脉血氧饱和度,纠正缺氧。

二、适应证

适用于所有存在组织缺氧和低氧血症的患者及高危患者。

三、用物准备

治疗车,治疗盘内放治疗碗 2 个(一个碗放纱布 2 块,另一个碗内盛温开水),一次性输氧管 2 根,棉签,别针,弯盘,中心氧气装置 1 套,蒸馏水,"四防"牌。治疗车下置医疗垃圾桶、生活垃圾桶。

四、操作步骤

(1)核对医嘱,检查氧气表的性能。

(2)备齐用物,携至床旁,查对床号、姓名,询问、了解患者身体状况,评估患者,详细说明吸氧目的,取得配合。

(3)协助患者取得舒适卧位。

(4)安装氧气表于中心氧气装置上,湿化瓶内倒入蒸馏水,连接于氧气表上,悬挂"四防"牌。

(5)用 2 根棉签蘸清水,分别清洁患者两侧鼻孔。

(6)先确定流量表是否关闭,打开流量表,调节所需氧流量,连接双鼻腔吸氧管于氧气表,检查吸氧管是否通畅,纱布擦干吸氧管前端的水分,将吸氧管轻轻置于患者双鼻孔内,并适当固定。

(7)记录吸氧开始时间,观察患者用氧效果并指导患者。①根据患者病情,指导患者有效呼吸。②告知患者不要自行摘除鼻导管或者调节氧流量。③告知患者如感到鼻咽部干燥不适或者胸闷憋气时,应当及时通知医护人员。④告知患者有关用氧安全的知识。

(8)停用氧气。告知患者根据医嘱需停用氧气,取得患者合作,拔出双鼻导管,关流量表,取下吸氧管放于污物碗内。用纱布为患者清洁鼻面部。

(9)记录停止吸氧时间。

(10)卸表。取下氧气表,口述终末处理方法,爱护体贴患者。

五、注意事项

(1)根据病情需要,进行氧疗。在吸氧过程中,需要调节氧流量时,应当先将患者鼻导管取下,调节好氧流量后,再与患者连接。停止吸氧时,先去下鼻导管,再关流量表。氧疗过程中,患者不要自行摘除鼻导管或者调节氧流量。

(2)持续吸氧的患者,应当保持管道通畅,必要时进行更换。氧疗过程中,应注意气道的湿化和加温。

(3)定时清洗消毒氧疗装置,防止污染和阻塞。

(4)观察、评估患者吸氧效果,防止导管堵塞、脱出、扭曲、打折。

(5)防油、火、震。

第二节　呼吸机使用技术

一、用物准备

1.呼吸机主机

临床上常用的呼吸机有两大类,即常频呼吸机和高频呼吸机。前者又分三大型,即定压型、定容型、多功能型。各型呼吸机均有各自的特点。

(1)定压型呼吸机。以压缩氧为动力,产生一定压力的气流。工作时,它能按预定压力和呼吸频率将气体送入肺内,当肺内压力上升到预定值时,送气停止,转为呼气,肺内气体借胸廓和肺的弹性回缩而排出体外。当压力下降到某预定值时,可产生正压重新送气。其工作时的潮气量受气流速度、气道阻力及肺、胸廓顺应性的影响。

(2)定容型呼吸机。依靠电力带动工作,提供一定的潮气量。工作时,将预定容积的气体在吸气期输给患者,然后转为呼气相。经过一定间歇,再转为吸气相。该型呼吸机上装有安全阀,当送气压力超过某一限度时,剩余潮气量即从安全阀自动逸出。在安全阀限度内,潮气量不受肺、胸廓顺应性和气道压力的影响。其呼吸频率、呼气时间、呼吸时间比、氧浓度等可分别调节。

(3)多功能型呼吸机。这种类型的呼吸机结构复杂,一般兼容上述两种呼吸机的功能。

(4)高频呼吸机。其呼吸频率超过正常呼吸频率的4倍。其主要工作原理是通过送出脉冲式喷射气流以增强肺内气体弥散,且不受局部肺组织顺应性及其阻力的影响,在改善通气/血流比例方面优于常频呼吸机。

2.其他用物

高压氧气管、空气管各 1 根,电源线 1～3 根;气源,包括氧气和空气;减压表和扳手;管道系统及附件,包括主管道(5～6 根)、信号管道(压力检测管及雾化管道)、加温器、湿化器、雾化器、滤水杯、支撑架、管道固定夹、温度计;过滤纸、无菌蒸馏水 1 000 mL、模拟肺、多功能电插板、可伸屈接头及无菌纱布、仪器使用登记本及笔。

二、操作步骤

(1)根据需要选用性能良好、功能较全的机型。

(2)湿化器的水罐中放入滤纸及适量无菌蒸馏水。

(3)连接呼吸回路、测压管、雾化器及模拟肺,检查是否漏气。

(4)带呼吸机及用物至床旁,核对患者床号、姓名,对清醒患者进行解释。

(5)将高压氧气表与减压表进气口连接,连接好空气管道。

(6)接通电源,依次打开空气压缩机、呼吸机及湿化器、加温器的开关,加温器需通电加温 5 min后方可给患者使用,湿化水稳定以 32～35℃为宜,24 h 湿化耗水量要在 250 mL 以上。

(7)呼吸模式选择键(MODE),根据需要设定通气方式。①自主呼吸(SPONT):患者自主呼吸好,可辅助患者呼吸,增加患者吸入,降低呼吸肌做功。②同步间歇指令通气(SIMV):是一种容量控制通气与自主呼吸相结合的特殊通气模式,两种通气共同构成每分通气量。这种通气方式一般用于撤机前的过渡准备。③机械辅助呼吸(AMV):指在自主呼吸的基础上,呼吸机补充自主呼吸不足的通气量部分。④机械控制呼吸(CMV):指呼吸机完全取代自主呼吸,提供全部通气量,是患者无自主呼吸时最基本、最常用的支持通气方式。⑤持续气道正压(CPAP):在自主呼吸的基础上,无论是吸气还是呼气均使气道内保持正压水平的一种特殊通气模式,有助于防止肺萎缩,改善肺顺应性,增加功能残气量。可用于患者撤机前。⑥呼气终末正压(PEEP):在呼气末维持呼吸道一定正压的呼吸方式,目的是在呼气终末时保持一定的肺内压,防止肺泡塌陷。通常所加 PEEP 值为 5～15 cm H_2O,使用时从低 PEEP 值开始,逐渐增至最佳 PEEP 值。"最佳 PEEP 值"是指既改善通气、提高 PaO_2,又对循环无影响的 PEEP 值。

(8)设定潮气量:一般按 5～15 mL/kg 计算,可直接设置或通过流速(flow)×吸气时间(time)设置。

(9)设定吸入氧浓度(FiO₂):现代呼吸机配有空-氧混合器,它是一种可以使氧浓度在 21%～100%之间进行选择的装置。通常设置在 30%～50%,脱机前为 35%～40%,平时可根据血气分析和缺氧情况调节,在麻醉复苏过程或吸痰前后可加大氧浓度。但氧浓度大于 70%,使用一般不超过 24 h。如长时间高浓度给氧,可引起氧中毒、肺损伤及婴幼儿晶状体纤维形成。

(10)设定呼吸频率(respiratory rate):一般为 10～25 次/分。呼吸时间比通常为 1:(1～3)之间。

(11)根据需要设定其他参数:旁路气流(bias flow),呼气期仍流入新鲜气流,以减少患者呼吸做功;触发灵敏度(sensitivity),是指在呼吸机辅助通气模式时,靠患者自主吸气的初始动作,使吸气管中产生负压,被呼吸机中特定的传感器感知,而同步协调启动呼吸机性机械通气,这种感知阈即称为触发灵敏度。

(12)设置报警上下限范围:包括工作压力、每分通气量、气道阻力等。

(13)再次检查管道是否连接正确、有无漏气,测试各旋转钮功能,试机后与患者连接。

(14)上呼吸机后严密监测生命体征、皮肤颜色及血气分析结果并做好记录。

(15)自主呼吸恢复、缺氧情况改善后试停机。脱机步骤:①向患者解释,消除患者紧张、恐惧心理。②使用 SIMV、CPAP。③面罩或鼻导管给氧,间断停机。④逐渐停机,如停机失败可再开机,待患者病情缓解后应积极停机。

(16)关机顺序为:关呼吸机→关压缩机→关氧气→切断电源。

(17)用后注意呼吸机的清洁卫生:呼吸管道先用清水冲洗,再用 500 ppm 含氯消毒液浸泡消毒 30 min,最后用蒸馏水冲洗晾干备用。管道应定期采样做细菌培养。

(18)登记呼吸机使用时间与性能,清理用物归回原处。

三、注意事项

(1)根据病情需要选择合适的呼吸机,要求操作人员熟悉呼吸机的性能及操作方法。

(2)严密监测呼吸、循环指标,注意呼吸改善的指征。

(3)加强呼吸管理。①重视报警信号,及时检查处理。②保持气道通畅,及时清理分泌物,定期湿化、雾化。③严格无菌操作,预防感染。

(4)加强呼吸机的管理。①机器电源插座牢靠、不松动,保持电压在 220 V(±10%)。②机器与患者保持一定的距离,以免患者触摸或调节旋钮。③及时倾倒滤水杯内的水。④空气过滤网定期清洗。⑤呼吸管道妥善消毒,注意防止管道老化、折断、破裂。注意固定,避免过分牵拉。⑥机壳表面用软布隔天擦拭一次,保持清洁。⑦机器定期通电、检修,整机功能每年测试一次。

第三节 吸痰技术

机械通气时,由于建立了人工气道,一旦发生分泌物堵塞,将直接影响机械通气的治疗效果,吸痰可有效清除气道分泌物,保持气道通畅。

一、物品准备

中心吸引装置或电动吸痰器 1 套,吸痰盘[内铺治疗巾,放置换药碗 3 个,分别盛生理盐水(注明气道和口鼻),以及配制好的湿化液、一次性手套 1 包、20 mL 注射器 1 个],无菌治疗巾 1 块,生理盐水 1 瓶,一次性吸痰管,听诊器,棉棒,液状石蜡。

二、操作步骤

(1)备齐用物,携至床旁,查对患者。将消毒瓶挂于床头,将吸引器接头插入消毒液。

(2)用止血钳将导管固定在床单上。

(3)评估患者意识,了解患者参数设定及气管插管的刻度情况,对清醒患者解释操作目的及注意事项,取得患者配合。

(4)听诊双肺呼吸音,并做好翻身、叩背、体位引流等工作,同时对患者呼吸道分泌物的量、黏稠度、重点部位进行评估,可以有针对性地有效清除痰液,然后给予 2 min 高浓度吸氧,准备吸痰。

(5)准备吸引器(电动吸引器接好电源线、打开开关;中心吸引器打开负压调节开关),调节负压为成人 150～200 mmHg,检查吸引器连接是否正确及压力是否正常。

(6)协助患者摆好体位,头转向操作者一侧,在患者胸前铺无菌治疗巾。

(7)选择合适的吸痰管型号(吸痰管外径不超过气管导管内径的 1/2),检查吸痰管包装完整后,将吸痰管外包装打开,右手戴手套,取出导管(边取出边将导管缠绕在手中)并将导管与吸引器接头连接,关闭吸痰管根部的负压调节阀门,右手持吸痰管在生理盐水中检查吸痰管是否通畅及吸引压力是否合适。

(8)关闭负压(用左手反折吸痰管根部),将吸痰管轻轻插入口腔及咽喉部,打开负压,吸净口咽部的痰液,立即用生理盐水冲洗导管(在注明口鼻的碗内冲洗)。

(9)更换手套及吸痰管,左手打开气管插管于呼吸机接头处,将呼吸机接头放在无菌治疗巾上(或有助手协助完成,原则是避免污染),检查吸痰管通畅后,关闭负压轻轻插入气道,轻轻左右旋转上提吸痰,每次时间不超过 15 s,痰液黏稠时给予滴入适量的湿化液,吸痰毕冲洗导管(在注明气道的碗内冲洗),将吸痰管及手套扔入医疗垃圾桶,洗手,听诊双肺呼吸音,并记录痰液的量、性状、颜色、黏稠度以及呼吸道通畅情况,再次给予 2 min 高浓度吸氧。

(10)再次评估患者是否需要再次吸痰,以及是否能够耐受重复吸痰的过程,据具体情况具体处理。

(11)吸痰过程中注意观察患者病情变化,如血氧饱和度降至 90% 以下或生命体征异常,立即停止吸痰,做好相应的处理。

(12)擦净口角分泌物,观察口腔黏膜有无损伤,观察患者呼吸是否正常。

(13)协助患者取舒适卧位,交代注意事项,整理床单元,爱护体贴患者。

三、注意事项

(1)注意无菌操作,吸痰管一次性使用。

(2)据人工气道口径选择合适的吸痰管。

(3)据痰液黏稠度选择合适的气道灌洗液。

(4)吸痰动作轻柔、稳、准、迅速。

(5)吸痰过程中,严密观察心电、血压和指脉氧饱和度,如有心率增快、氧饱和度迅速下降,立即停止吸痰予吸氧,恢复后再吸痰。

(6)如遇插管有阻力,不可盲插。

第四节　深静脉置管上机操作技术

一、操作前准备

1.治疗盘

棉签、安尔碘、速干手消毒剂,贴可舒 1 块。一次性换药包,无菌手套 2 副、无菌镊 2 把、无菌纱布 2 块、碘伏棉球 6～8 个、5 mL 空针 2 支、一次性无菌治疗巾、20 mL 空针 1 支、污物袋、弯盘。

2.患者

了解治疗目的,应有良好的卫生习惯,了解患者的体温变化。

二、操作步骤

(1)将用物携至床旁,核对,向患者说明操作目的,取得合作。

(2)消毒剂喷手,治疗盘放于跨床小桌上。

(3)协助患者取仰卧位,戴口罩(颈内静脉导管)。

(4)护士戴清洁手套,自导管末端向穿刺点方向揭去包裹敷料,弃于黄色垃圾袋。观察导管有无脱落、开线,置管处有无红肿、渗液及周围皮肤有无过敏现象。如为股静脉,检查两侧大腿是否有肿胀情况。

(5)摘手套,洗手或手消毒液喷手,打开换药包,戴无菌手套。

(6)取碘伏棉球,以穿刺点为中心消毒置管处皮肤 2 遍,直径＞6 cm,每次用一个棉球,用无菌纱布覆盖穿刺处并用胶布固定。

(7)(不换药可以从此步骤开始)戴清洁手套,打开包裹的纱布,置于污物盘中,用碘伏棉球消毒端帽与导管口连接处,然后由端帽向上消毒导管,每根导管更换碘伏棉球。

(8)戴无菌手套,将无菌纱布或无菌治疗巾铺在导管下面。

(9)移去静脉导管端帽,用碘伏棉球消毒管口及管周,连接 5 mL 注射器,打开夹子,回抽 2 mL血液推注于弯盘内的纱布上,观察有无血栓,夹闭夹子,连接肝素空针或 5 mL 注射器。

(10)移去动脉导管端帽,用碘伏棉球消毒管口及管周,连接 5 mL 注射器,打开夹子,回抽 2 mL血液推注于弯盘内的纱布上,观察有无血栓,夹闭夹子,连接 5 mL 注射器或者血路管。

(11)引血开始透析。

(12)连接完毕,无菌纱布或无菌治疗巾包裹导管连接处,将透析管路妥善固定在同侧肢体上。

(13)整理用物,摘手套,洗手。

(14)关爱患者,记录。

第五节 深静脉置管下机操作技术

一、操作前准备

1.治疗盘

棉签、安尔碘、速干手消毒剂,贴可舒 1 块。一次性换药包,无菌手套 2 副、无菌镊 2 把、无菌纱布 2 块、碘伏棉球 6～8 个、5 mL 空针 2 支、一次性无菌治疗巾、20 mL 空针 1 支、污物袋、弯盘。

2.患者

了解治疗目的,应有良好的卫生习惯,了解患者的体温变化。

二、操作步骤

(1)携用物至床旁,核对,向患者说明操作目的,取得合作。

(2)检查各治疗参数。

(3)打开包裹导管的无菌巾。

(4)按照回血下机流程下机。

(5)确认检查动、静脉导管夹子及血路管大夹子夹闭。

(6)速干手消剂消毒双手,戴清洁手套,用 2 个碘伏棉球分别消毒动脉、静脉导管与血路管连接处,然后由连接处向上消毒导管。

(7)再取碘伏棉球 2 个,分别消毒动脉、静脉导管与血路管连接处,然后由连接处向下消毒血路管。

(8)戴无菌手套,分离导管与动脉血路管,用碘伏棉球消毒管口及管周,生理盐水 10 mL 将管腔内残血推注回体内,然后根据管腔容量注入封管肝素,推注过程中正压下夹闭导管夹,以防血液回流堵塞导管,用一次性无菌端帽封闭管口。

(9)分离导管与静脉血路管,用碘伏棉球消毒管口及管周,生理盐水 10 mL 将管腔内残血推注回体内,然后根据管腔容量注入封管肝素,推注过程中正压下夹闭导管,以防血液回流堵塞导管,用一次性无菌端帽封闭管口。

(10)无菌纱布包裹好动静脉端和导管夹或无菌透气敷料贴将置管处及导管全部包裹固定,并在敷料上注明时间。

(11)整理用物,摘手套,洗手。

第六节　口服、吸入给药法

一、口服

（1）发药前：患者不在，不能当时服药，应将药物带回保管，适时再发或进行交班。

（2）发药时：如患者提出疑问，应重新核对，确认无误后，耐心解释，协助服药；如更换药物或停药，应及时告知患者。

（3）油剂药、药液不足 1 mL、按滴计算的药液，用滴管吸取药液，先在杯中加少许冷开水，以免附壁，导致有效药量减少。

（4）酸剂、铁剂：对牙齿有腐蚀作用或使牙齿染色，避免与牙齿接触，吸管吸入，服后漱口。

（5）对胃黏膜有刺激性的药物或助消化药：饭后服用。

（6）止咳糖浆：对呼吸道黏膜起安抚作用，服后不宜立即饮水。同时服用多种药物，应最后服用止咳糖浆，以免冲淡药液，使药效降低。

（7）磺胺类药物：服药后指导患者多饮水，以防因尿少而析出结晶，堵塞肾小管。

（8）强心苷类药物：服用前，应先测脉率、心率，并注意节律变化。如脉率低于 60 次/分或节律不齐，则应停止服用，及时与医生联系，酌情处理。

二、雾化吸入

1.常用药物及其作用

（1）预防和控制呼吸道感染，如庆大霉素等抗生素。

（2）解除支气管痉挛，如氨茶碱、沙丁胺醇等。

（3）稀化痰液，帮助祛痰，如 α-糜蛋白酶等。

（4）减轻呼吸道黏膜水肿，如地塞米松等。

2.超声雾化吸入法

水槽内加冷蒸馏水（约 250 mL）至浸没雾化罐底部的透声膜，将稀释至 30～50 mL 的药液放入雾化罐内，将雾化罐放入水槽，将盖盖紧；先开电源开关，再开雾量调节开关，根据需要调节雾量；治疗毕，先关雾化开关，再关电源开关。注意：水槽内水温超过 50℃时，应先关机，再更换冷蒸馏水。使用时间 15～20 min，连续使用时中间应间隔 30 min。

3.氧气雾化吸入法

氧气湿化瓶内不放水，氧流量 6～8 L/min；患者紧闭口唇深吸气，经鼻呼气。

第七节　注射给药法

一、注射原则

（1）严格遵守无菌操作原则:操作前后护士必须洗手。

（2）严格执行查对制度:认真执行"三查七对",如同时注射几种药物,应注意查对药物有无配伍禁忌。

（3）严格执行消毒隔离制度:注射时做到一人一套物品。所用物品须按消毒隔离制度处理。按要求进行注射部位的消毒,并保持无菌。用 0.5% 的碘伏以注射点为中心向外螺旋式旋转涂擦,消毒直径应 >5 cm,再用同法消毒 2 遍;如使用 2% 碘酊棉签消毒,待干后,用 70% 乙醇脱碘,待乙醇挥发后即可注射。

（4）选择合适的注射器和针头:根据药物的剂量、黏稠度、刺激性的强弱选择。

（5）选择合适的注射部位:避开神经和血管,局部皮肤应无损伤、炎症、硬结、瘢痕、皮肤病。长期注射的患者,应经常更换注射部位。

（6）现用现配:注射药液应现用现配,以防药液效价降低或被污染。

（7）排尽空气:进针前应排尽注射器内的空气,以防空气进入血管形成栓塞。

（8）减轻患者疼痛的注射技术:①分散患者注意力,取合适体位,使肌肉松弛,便于进针。②注射时做到"两快一慢",即进针快、拔针快、推药慢,且注药速度应均匀。③注射刺激性强的药液,应选择粗长针头且进针要深。如需同时注射多种药物,一般先注射刺激性较弱的药物,再注射刺激性强的药物。

二、注射方法

（一）皮内注射法（ID）

1.作用

药物过敏试验,预防接种,局部麻醉的先驱步骤。

2.部位

前臂掌侧下段(药物过敏试验);上臂三角肌下缘(预防接种)。

3.注意事项

（1）针尖与皮肤成 5°角刺入皮内。

（2）忌用碘酊消毒皮肤,以免脱碘不彻底影响对局部反应的观察,可用 70% 乙醇消毒。

（二）皮下注射法（H）

1.作用

糖尿病患者长期使用胰岛素、预防接种、局部麻醉用药。

2.部位

上臂三角肌下缘、腹壁、后背、大腿前侧和外侧。

3.注意事项

进针角度 30°～40°,进针回吸不能有回血,更换部位,轮流注射。

（三）肌内注射法（IM）

1.臀大肌定位注射法

（1）十字法:从臀裂顶点向左或向右画一水平线,然后从髂嵴最高点做一垂直平分线,取外上 1/4 处避开内角。

（2）连线法:髂前上棘和尾骨连线的外上 1/3 处为注射部位。

2.臀中、小肌注射法

2 岁以下婴幼儿,因其臀大肌肌肉发育不完善,有损伤坐骨神经的危险,应选用臀中肌、臀小肌注射。

（四）上臂三角肌注射法

上臂外侧,肩峰下 2～3 横指处。

（五）静脉注射（IV）及静脉血标本采集法

1.穿刺要点

（1）穿刺处上方约 6 cm 处扎止血带,消毒直径 5 cm。进针角度 15°～30°。由远心端到近心端选择静脉。

（2）注射对组织有强烈刺激性的药物,先注入少量生理盐水,并定时试抽回血,检查针头是否在静脉内。

2.静脉注射失败的常见原因

（1）针头未刺入静脉,抽吸无回血。

（2）针头刺入过深,穿透对侧血管壁,抽吸无回血。

（3）针头斜面未全进入血管内,抽吸可有回血,但推注药液局部隆起、疼痛。

（4）针头斜面刺破对侧血管壁,抽吸可有回血,注药时部分药液溢出至深层组织,推注少量药液,局部不一定隆起。

（六）股静脉注射法

股静脉注射法是自股静脉注入无菌药液的方法。

1.目的

常在抢救危重患者时,用于注入药物、加压输液和输血、采集血标本等。

2.部位

在股三角区,髂前上棘和耻骨结节连线的中点与股动脉相交,股动脉内侧 0.5 cm 处即为股静脉。

3.操作要点

（1）右手持注射器,针头与皮肤成 90°或 45°角,在股动脉内侧 0.5 cm 处刺入;抽动活塞,见暗红色血液,则提示针头已达股静脉。

（2）注射完毕,快速拔针后局部用无菌纱布加压止血 3～5 min,以防止出血或形成血肿。

（3）如抽出鲜红色血液,则提示针头刺入股动脉,应立即拔出针头,用无菌纱布紧压穿刺处 5～10 min,直至无出血。

第八节 药物过敏试验

一、青霉素过敏试验

1.青霉素过敏反应的原因

青霉素本身不具有抗原性,进入机体后,其降解产物(半抗原)与组织蛋白结合形成全抗原,刺激机体产生特异性抗体 IgE,使机体呈致敏状态。当机体再次接受类似的抗原刺激后,即与特异性抗体 IgE 结合,发生抗原抗体反应,出现一系列过敏反应。

2.青霉素过敏反应的预防

(1)皮试适应证:使用青霉素前无过敏史(最重要的护理措施),初次用药,停药 3 天后再用,中途更换青霉素批号时。

(2)青霉素皮试液应现用现配,因青霉素皮试液极不稳定,特别是在常温下易产生降解产物,导致过敏反应。

(3)青霉素过敏试验和注射前备盐酸肾上腺素等。

(4)护士应加强工作责任心,严格执行"三查七对"制度。

(5)严密观察患者,首次注射后应观察 30 min,以免发生迟缓性过敏反应。同时,注意倾听患者主诉。

(6)皮试结果阳性者禁止使用青霉素,及时报告医生,在体温单、医嘱单、病历、床头卡、门诊病历上醒目地注明,并告知患者及其家属。

(7)皮试液配制,浓度为 200～500 U/mL。皮内注射(ID)0.1 mL 皮试液,含青霉素 20～50 U。20 min 后观察试验结果。

3.青霉素皮试结果判断

(1)阴性:皮丘无改变,周围不红肿,无红晕,无自觉症状。

(2)阳性:局部皮丘隆起,出现红晕硬块,直径>1 cm,或周围出现伪足,有痒感。

4.青霉素过敏临床表现

多种多样,最严重的是过敏性休克。最早出现的症状为呼吸道症状和皮肤瘙痒。

(1)呼吸道阻塞:胸闷气短、喉头阻塞、呼吸困难、窒息、发绀等,由喉头水肿、支气管痉挛水肿和肺水肿引起。

(2)循环衰竭:面色苍白、畏寒、冷汗、四肢发冷、烦躁不安、脉搏细弱、血压下降等。

(3)中枢神经系统反应:意识丧失、昏迷、抽搐、大小便失禁等,可能由脑部缺氧引起。个别患者可产生失语、半身不遂、帕金森综合征等后遗症。

(4)皮肤过敏反应:如瘙痒、荨麻疹或其他皮疹。

(5)消化道症状:腹痛、腹泻、恶心呕吐等。

(6)用药后 7～14 天出现血清病型反应。

5.青霉素过敏处理

(1)停药,就地平卧,报告医生,就地抢救。

(2)首选 0.1％盐酸肾上腺素 0.5～1 mL,皮下注射,具有收缩血管、增加外周阻力、兴奋心肌、增加心排血量及松弛支气管平滑肌的作用。如不缓解,可每隔 30 min 皮下或静脉注射 0.5 mL,直至脱离危险。

(3)氧气吸入,必要时给予呼吸兴奋药(尼可刹米或洛贝林)。

(4)抗过敏,地塞米松 5～10 mg 静脉注射;氢化可的松 200 mg＋5％葡萄糖溶液 500 mL,静脉滴注;给予抗组胺药。

(5)纠正酸中毒。

(6)对症治疗,如给予升压药;对心搏骤停者立即行心肺复苏术、气管插管等。

(7)观察生命体征、尿量等,注意保暖。患者未脱离危险不宜搬动。

二、破伤风抗毒素(TAT)过敏试验

1.皮试液剂量

TAT 浓度为 150 U/mL,皮内注入剂量 0.1 mL,含 TAT 15 U。

2.脱敏注射法

逐渐消耗体内已经产生的 IgE,将 TAT 分为 0.1 mL、0.2 mL、0.3 mL 和余量 4 组,分别加入生理盐水至 1 mL,每隔 20 min 注射 1 次,密切观察反应。

三、链霉素过敏试验

1.皮试液剂量

2 500 U/mL,皮内注入剂量 0.1 mL,含链霉素 250 U/mL。

2.结果判断

同青霉素过敏试验。

3.注意事项

过敏后静脉缓慢推注 10％葡萄糖酸钙(或 5％的氯化钙),以使钙离子与链霉素络合而减轻中毒症状。

第二章　内科护理

第一节　呼吸内科护理

一、呼吸系统疾病常规护理

（一）一般护理

（1）保持室内空气流通，定时开窗通风，使病室空气清新。

（2）休息。根据病情，采取适当体位，胸痛者取患侧卧位，呼吸困难者取半卧位，根据病情给予氧气吸入。

（3）饮食。给予高蛋白、高热量、高维生素、易消化的饮食，避免刺激性及产气食物。

（4）鼓励患者咳嗽，痰稠不易咳出时，应多饮水，并行雾化吸入。

（5）痰量较多者行体位引流排痰。痰多而咳嗽无力者需翻身拍背，必要时吸痰。指导患者进行有效的咳嗽、排痰方法。

（6）指导患者进行呼吸功能锻炼。

（7）注意呼吸道隔离，痰和痰杯应进行消毒处理。

（8）备齐抢救药品和物品。

（二）病情观察

（1）严密观察生命体征及末梢血氧情况，注意呼吸的频率、节律、深浅度及有无呼吸困难、发绀等，若发现异常，应及时协助处理。

（2）注意观察监测动脉血气和各项化验检查结果。

（3）观察咳嗽的性质、发生时间及音色。

（4）观察痰液的性质、气味、颜色、量及黏稠度。

（5）注意痰液有无分层及伴随症状，必要时记录 24 h 痰液量。

（三）健康教育

（1）宣传预防呼吸系统疾病的措施。

（2）严格戒烟。

（3）注意保暖，防止感冒。

（四）护理质量评价标准

（1）患者咳嗽、咳痰、胸痛、气喘减轻，痰液易咳出。

（2）无护理并发症发生。

（3）营养良好，无明显体重下降。

（4）能够配合护士，做好戒烟。

（5）疾病健康指导落实并做好出院指导。

二、肺炎护理

肺炎（pneumonia）指终末气道、肺泡和肺间质的炎症，可由多种病因引起，如感染、理化因素、免疫损伤等。肺炎是呼吸系统的常见病，其发病率和病死率仍很高，其原因可能在于人口老龄化、病原体的变迁、医院获得性肺炎发病率增高、病原学诊断困难和不合理应用抗生素引起细菌耐药性增强。

（一）一般护理

1.休息与环境

高热患者应卧床休息，以减少耗氧量，缓解头痛、肌肉酸痛等症状。呼吸困难者取半卧位，胸痛者取患侧卧位，并给氧气吸入。存在低氧血症的患者，推荐鼻导管或面罩氧疗，维持血氧饱和度在90%以上。但对于有高碳酸血症风险的患者，在获得血气结果前，血氧饱和度宜维持在88%～92%。

2.高热护理

监测并记录生命体征，患者应卧床休息，鼓励患者多饮水，采用温水擦浴、冰袋、冰帽等物理降温措施，以逐渐降温为宜，防止虚脱。患者大汗时，及时协助擦拭和更换衣服，避免受凉。必要时遵医嘱使用退热药。加强口腔护理，鼓励患者经常漱口，口腔疱疹者局部涂抗病毒软膏，防止继发感染。

（二）病情观察

（1）观察生命体征变化，必要时进行心电监护。

（2）观察有无面色苍白、四肢厥冷、烦躁不安、神思恍惚、体温骤降、脉率快而弱，以及血压下降等感染性休克症状发生。儿童、老年人、久病体弱者病情变化快，要加强监测。

（3）观察各种药物作用和不良反应。

（三）用药护理

（1）遵医嘱使用抗生素，观察疗效和不良反应。应用头孢唑林钠可出现发热、皮疹、胃肠道不适等不良反应；使用喹诺酮类药物偶见皮疹、恶心等不良反应。

（2）氨基糖苷类抗生素有肾、耳毒性，老年人或肾功能减退者应用时应特别注意有无耳鸣、头晕、唇舌发麻等不良反应。患者一旦出现严重不良反应，应及时与医生沟通，并做相应处理。

（3）联合使用广谱抗菌药物时，应注意药物疗效和不良反应。

（4）对出现感染性休克患者，遵医嘱使用升压药时要注意观察血压，调节滴速，防止外渗，维持收缩压在90～100 mmHg为宜；使用5%碳酸氢钠时注意配伍禁忌，单独输入。

（四）健康教育

（1）加强锻炼,增强机体抵抗力。

（2）季节交换时避免受凉,防止上呼吸道感染。

（3）避免过度劳累,感冒流行时少去公共场所。

（4）长期卧床者应注意经常改变体位、翻身、拍背,随时咳出气道内痰液。

（五）护理质量评价标准

（1）患者体温恢复正常。

（2）患者能有效咳痰,咳嗽、咳痰、胸痛减轻。

（3）重症患者生命体征维持良好,实施正确给药,无护理并发症发生。

（4）发生休克时,护士能及时发现并配合医生给予有效处理。

（5）疾病健康指导落实并做好出院指导。

三、肺脓肿护理

肺脓肿(lung abscess)是由多种病原菌引起的肺组织坏死性病变,形成包含坏死物或液化坏死物的脓腔。临床特征为高热、咳嗽和咳大量脓臭痰。该病可见于任何年龄段,青壮年男性及年老体弱有基础疾病者多见。

（一）一般护理

1.休息与环境

高热及全身症状重者应卧床休息;咯血时应卧床,患侧卧位,并做好基础护理,畏寒者应给予保暖。

2.加强心理护理

帮助患者消除因高热、咳大量脓痰而产生的恐惧心理,增强战胜疾病的信心。

3.胸腔闭式引流护理

行胸腔闭式引流者按胸腔闭式引流护理常规。

4.高热护理

可采用温水擦浴、冰袋、冰帽等物理降温措施,以逐渐降温为宜,防止虚脱。患者大汗时,及时协助擦拭和更换衣服,避免受凉。必要时遵医嘱使用退热药。遵医嘱静脉补液,补充因发热而丢失较多的水分和盐,加快毒素排泄和热量散发。

5.加强口腔护理

肺脓肿患者的口腔护理尤为重要,患者高热持续时间长,使口腔唾液分泌减少,口腔黏膜干燥;患者咳大量脓痰,利于细菌繁殖,易引起口腔炎及黏膜溃疡;治疗中大量应用抗生素,易致菌群失调而诱发真菌感染。应协助患者在晨起、饭后、体位引流后、临睡前漱口,尤其是咳大量脓臭痰的患者,应在每次咳痰后及时漱口;对意识障碍者应由护士定时给予口腔护理。

（二）病情观察

（1）观察痰液的颜色、性质、气味和静止后是否分层。

（2）观察患者的痰血情况,若出血量较多,要严密观察病情变化,并准备好抢救药品和用物,注意大咯血或窒息的发生。

（3）按医嘱及时准确给予抗感染、祛痰等药物,并观察药物的疗效及不良反应。

（三）用药护理

（1）肺脓肿患者应用抗生素治疗时间较长,应向患者强调坚持治疗的重要性、疗程及可能出现的不良反应,使患者坚持治疗。

（2）用药期间要密切观察药物疗效及不良反应。

（四）健康教育

（1）指导患者适当进行体育锻炼,增加营养,保证休息,以增强机体的抗病能力。

（2）积极预防上呼吸道感染及治疗口、鼻、咽部感染病灶,如扁桃体炎、龋齿、龈槽溢脓、鼻窦炎等病症。

（3）教会患者有效咳嗽和体位引流方法,及时排除呼吸道分泌物。

（4）患者出现高热、咯血、呼吸困难等表现时应警惕大咯血和窒息的发生,需立即就诊。

（五）护理质量评价标准

（1）患者营养状况良好,无明显消瘦。

（2）患者体温恢复正常。

（3）患者能有效咳嗽和体位引流。

（4）实施正确给药,无护理并发症发生。

（5）发生休克时,护士能及时发现并配合医生给予有效处理。

（6）疾病健康指导落实并做好出院指导。

四、支气管扩张症护理

支气管扩张(bronchiectasis)是由于急、慢性呼吸道感染和支气管阻塞后,反复发生支气管炎症致使支气管壁结构破坏,引起的支气管异常和持久性扩张。临床特点为慢性咳嗽,咳大量脓痰和(或)反复咯血,部分患者伴有杵状指。多见于儿童和青年。近年来由于急、慢性呼吸道感染得到恰当治疗,其发病率有降低的趋势。

（一）一般护理

1.休息与环境

急性发作时,应卧床休息;大咯血时,绝对卧床休息,去枕平卧,头偏向一侧。保持室内空气流通,维持适宜的温湿度,注意保暖。

2.饮食

给予高蛋白、高热量、多维生素、易消化的饮食,避免冰冷食物诱发咳嗽,以补充机体消耗,鼓励患者多饮水,每天 1 500 mL 以上,以提供充足的水分,使痰液稀释,利于排痰。做好口腔护理,保持口腔清洁,增进食欲。

3.保持呼吸道通畅

痰液黏稠时,给予祛痰药或雾化吸入,并根据病变的不同部位行体位引流。

（二）病情观察

（1）观察痰液的量、颜色、性质、气味、与体位的关系,静止后是否分层,记录 24 h 排痰量。

（2）观察患者生命体征变化,注意呼吸困难、咳嗽的程度等,注意患者有无发热、消瘦、贫血等全身症状,发现异常及时协助处理。

(3)观察咯血量、颜色,注意有无窒息的先兆症状,以便及时配合抢救。

(4)必要时留取痰标本送检。

(5)观察药物作用和不良反应。

(三)用药护理

(1)垂体后叶激素可收缩小动脉,减少肺血流量,从而减轻咯血,但也能引起子宫、肠道平滑肌收缩和冠状动脉收缩,故冠心病、高血压患者及孕妇忌用。静脉滴注时速度勿过快,以免引起恶心、便意、心悸、面色苍白等不良反应。

(2)年老体弱、肺功能不全者在应用镇静剂和镇咳药后,应注意观察呼吸中枢和咳嗽反射受抑制情况,以早期发现因呼吸抑制导致的呼吸衰竭和不能咯出血块而发生窒息。

(四)健康教育

(1)注意保暖,避免受凉,预防感冒;减少刺激性气体吸入,预防上呼吸道感染;戒烟、酒,避免烟雾和灰尘刺激,对预防支气管扩张症有重要意义。

(2)支气管扩张症与感染密切相关,应积极防治百日咳、麻疹、支气管肺炎、肺结核等呼吸道感染,及时治疗上呼吸道慢性病灶。

(3)适当锻炼,劳逸结合,增加营养的摄入,增强抗病能力,减少急性发作。

(4)注意口腔卫生,强调清除痰液对减轻症状、预防感染的重要性;指导患者及其家属学习和掌握有效咳嗽、胸部叩击、雾化吸入及体位引流的排痰方法,长期坚持,以控制病情的发展。

(5)指导患者自我监测病情,学会识别病情变化的征象,一旦发现症状加重,应及时就诊。

(五)护理质量评价标准

(1)患者能有效咳嗽排痰,并能正确使用体位引流的方法。

(2)进食良好,无明显体重减轻。

(3)咯血患者情绪稳定,备好抢救物品,抢救配合及时。

(4)疾病健康指导落实并做好出院指导。

五、支气管哮喘护理

支气管哮喘(bronchial asthma)简称哮喘,是由多种细胞(如嗜酸性粒细胞、肥大细胞、T淋巴细胞、中性粒细胞、气道上皮细胞等)和细胞组分参与的气道慢性炎症型疾病。这种慢性炎症与气道高反应性相关,通常出现广泛多变的可逆性气流后缓解。支气管哮喘如诊治不及时,随病程的延长可产生气道不可逆性狭窄和气道重塑。因此,合理的防治至关重要。世界各国的哮喘防治专家共同起草并不断更新的全球哮喘防治倡议已成为防治哮喘的重要指南。

(一)一般护理

1.环境与体位

保持室内空气新鲜、流通,维持温度在18～22℃、湿度50%～70%,禁放花、草、地毯等。根据病情提供舒适体位,如为端坐呼吸者提供床旁桌支撑,减少体力消耗。

2.心理护理

哮喘发作时应守护床旁安慰患者,使患者产生信任感及安全感。可采用背部按摩,使患者通气舒畅,并通过诱导使其情绪稳定,症状缓解。

3.饮食

给予营养丰富的清淡、易消化、足够热量的饮食;忌食诱发哮喘的食物,如鱼虾、生冷食物;忌烟、酒。

4.口腔与皮肤护理

哮喘发作时,患者常会大量出汗,应每天进行温水擦浴,勤换衣服和床单,保持皮肤的清洁、干燥和舒适。协助并鼓励患者咳嗽后用温水漱口,保持口腔清洁。

5.促进排痰

痰液黏稠可定时给予氧气雾化吸入。指导患者雾化吸入方法,并进行有效咳嗽,协助叩背,以促进痰液排出。

6.补充水分

哮喘急性发作时,患者呼吸增快、出汗,常伴脱水、痰液黏稠,应鼓励患者每天饮水 2 500～3 000 mL,以补充丢失的水分,稀释痰液。

7.氧疗

对有低氧血症(氧饱和度＜90％)和呼吸困难的患者可给予控制性氧疗,使患者的血氧饱和度维持在 93％～95％。

(二)病情观察

(1)观察患者生命体征变化,定时测定氧分压和二氧化碳分压,及早发现和纠正呼吸衰竭和代谢紊乱。

(2)注意有无哮喘发作的先兆,如胸闷、鼻咽发痒、咳嗽、呼吸不畅等。

(3)哮喘持续发作者,若出现呼吸困难加重、发绀明显、神志不清等,应立即做好气管插管或气管切开准备,以清除痰栓,减少无效腔。出现呼吸衰竭时应立即行人工辅助呼吸。

(4)观察有无自发性气胸、肺不张等并发症,若出现自发性气胸影响呼吸时应立即排气减压。

(5)注意发病规律及诱发因素,并做好记录。

(6)观察患者咳嗽情况、痰液性状和量。

(三)用药护理

1.糖皮质激素

吸入药物治疗的全身性不良反应,少数患者可出现声音嘶哑、咽部不适和口腔念珠菌感染,指导患者吸药后及时用清水含漱口咽部,选用干粉吸入剂或加用除雾剂可减少上述不良反应。口服用药宜在饭后服用,以减少对胃肠道黏膜的刺激。

2.β_2受体激动剂

指导患者按医嘱用药,不宜长期、规律、单一、大量使用,因为长期应用可引起受体功能下降和气道反应性增高,出现耐药性。指导患者正确使用雾化吸入器,以保证药物的疗效。静脉滴注沙丁胺醇时应控制滴速。用药过程中注意观察有无心悸、骨骼肌震颤、低血钾等不良反应。

3.茶碱类

静脉注射时浓度不宜过高,速度不宜过快,注射时间宜在 10 min 以上,以防中毒症状发生。

不良反应有恶心、呕吐、心律失常、血压下降和呼吸中枢兴奋,严重者可导致抽搐甚至死亡。用药时监测血药浓度可减少不良反应的发生。茶碱缓释片有控释材料,不能嚼服,必须整片吞服。

4.其他

抗胆碱药吸入后,少数患者可有口苦或口干感。酮替芬有镇静、头晕、口干、嗜睡等不良反应。白三烯调节剂的主要不良反应是轻微的胃肠道症状,少数有皮疹、血管性水肿、转氨酶升高等,停药后可恢复。

(四)健康教育

(1)指导患者增加对哮喘的激发因素、发病机制、控制目的和效果的认识,以提高患者的治疗依从性。使患者懂得哮喘虽不能彻底治愈,但只要坚持充分的正规治疗,完全可以有效地控制哮喘的发作。

(2)避免过度劳累和情绪激动,忌刺激性食物和烟酒。

(3)进行适当的锻炼,增强体质。

(4)避免刺激性气体、烟雾、灰尘和油烟等。

(5)哮喘患者应了解自己所用各种药物的名称、用法、用量及注意事项,了解药物的主要不良反应及如何采取相应的措施来避免;指导患者及其家属掌握正确使用气雾吸入剂的方法,一般先用支气管扩张剂,后用抗炎气雾剂。

(6)寻找过敏原,避免接触过敏原,发病季节前进行预防性治疗。

(五)护理质量评价标准

(1)患者气喘减轻,避免过敏原的刺激。

(2)患者能够正确的使用气雾剂,并了解其不良反应。

(3)能选择合适的排痰方法,排出痰液,咳嗽、咳痰程度减轻,次数减少。

(4)疾病健康指导落实并做好出院指导。

六、慢性阻塞性肺疾病护理

慢性阻塞性肺疾病(chronic obstructive pulmonary disease,COPD)是一种具有气流受限特征的可以预防和治疗的疾病,气流受限不完全可逆,呈进行性发展。COPD主要累及肺脏,也可引起肺外的不良效应。

(一)一般护理

1.保持室内空气新鲜

温度(23～25℃)、湿度(50%～60%)适宜。病室每日通风2次,每次30 min。冬季注意保暖,避免直接吸入冷空气。

2.饮食

以高热量、高蛋白、易消化、富含维生素的流食、半流食为宜,少食多餐;避免辛辣刺激,少吃产气食品。鼓励患者多饮水。必要时静脉补液。

3.卧床

急性期卧床休息,呼吸困难时抬高床头,取半卧位或坐位。恢复期可适当增加活动量。

4.氧疗

指导患者持续低流量吸氧,吸入氧浓度为 25%～29%,吸氧流量为 1～2 L/min,吸氧时间为每天 10～15 h。告知患者氧疗的重要性,鼓励患者坚持氧疗,密切观察氧疗后患者症状有无改善。

5.观察病情变化

观察病情变化,如神志、呼吸深度、频率、音调、口唇和甲床的颜色。监测血氧、血气变化及咳嗽、咳痰、呼吸困难情况。

6.保持呼吸道通畅

指导患者进行有效的咳痰,学会腹式呼吸。指导患者正确留取痰标本,同时观察痰的颜色、性状、气味等。排痰困难者可行雾化吸入或体位引流,必要时吸痰。

7.有效咳嗽

指导患者晨起时咳嗽,排除夜间聚积在肺内的痰液,就寝前咳嗽排痰有利于睡眠。咳嗽时,患者取坐位,头略前倾,双肩放松,屈膝,前臂垫枕,条件允许时应使患者双足着地,有利于胸腔的扩展,增加咳痰的有效性。咳嗽后恢复坐位,进行放松性深呼吸。

8.协助排痰

护士或家属协助患者进行胸部叩击和体位引流,有利于分泌物的排出。也可用特制的按摩器协助排痰。

9.指导呼吸功能锻炼

COPD 患者需要增加呼吸频率来代偿呼吸困难,这种代偿多数依赖于辅助呼吸肌参与呼吸,即胸式呼吸。然而胸式呼吸的效能低于腹式呼吸,患者容易疲劳。因此,护士应指导患者进行缩唇呼吸、膈式或腹式呼吸、吸气阻力器的使用等呼吸训练,以增强胸、膈呼吸肌的肌力和耐力,改善呼吸功能。

(1)缩唇呼吸。患者闭嘴经鼻吸气,然后通过缩唇(吹口哨样)缓慢吸气,同时收缩腹部。吸气和呼气时间比为 1:2 或 1:3。

(2)膈式或腹式呼吸。患者可取立位、平卧位或半卧位,两手分别放于前胸部和上腹部。用鼻缓慢吸气时,膈肌最大程度下降,腹肌松弛,腹部凸出,手感到腹部向上抬起。呼气时经口呼出,腹肌收缩,膈肌松弛,膈肌随腹腔内压增加而上抬,推动肺部气体排出,手感到腹部下降。

(二)病情观察

(1)观察痰的颜色、性状、气味,必要时留取痰标本送检。

(2)观察生命体征及末梢血氧情况。

(3)观察血气分析和各项化验指标的变化。

(三)用药护理

(1)遵医嘱应用抗生素、支气管舒张药和祛痰药,注意观察疗效及不良反应。

(2)观察各种药物的作用及不良反应。

(3)避免使用可待因等强镇咳药。

(4)止咳药。喷托维林是非麻醉性中枢镇咳药,不良反应有口干、恶心、腹胀、头痛等。

(5)祛痰药。溴己新偶见恶心、转氨酶升高,消化道溃疡者慎用。

（四）健康教育

（1）休养环境要舒适安静，每日通风换气，保持空气新鲜。

（2）根据气候的变化随时增减衣物，避免受寒，避免接触感冒患者，积极预防上呼吸道感染。

（3）戒烟，并减少被动吸烟。

（4）加强营养，制订高热量、高蛋白、高维生素的饮食计划，增强身体素质，提高机体抗病能力。多食富含高维生素（如绿叶蔬菜、水果）、高蛋白（如瘦肉、豆制品、蛋类）、粗纤维（如芹菜、韭菜）的食物，少食动物脂肪以及胆固醇含量高的食物（如动物内脏）。避免进食产气食物，如汽水、豆类、马铃薯和胡萝卜等。

（5）坚持呼吸锻炼，配备家庭氧疗设施，必要时低流量吸氧。指导患者掌握氧气疗法及注意事项。

（6）指导患者全身运动与呼吸锻炼相结合，避免剧烈运动，可选择适合自己的运动，如散步、打太极拳等，注意劳逸结合。如有不适及时就诊。

（7）指导患者正确掌握呼吸训练。腹式呼吸（仰卧位，一手放在胸部，一手放在腹部，经口缓慢吸气，使腹部升高顶住手，缩唇缓慢呼气，同时收缩腹部肌肉，并收腹）和缩唇呼吸。

（8）心理护理。引导患者适应慢性病并以积极的心态对待疾病，培养生活兴趣，如听音乐、养花种草等，以分散注意力，减少孤独感，缓解焦虑、紧张的精神状态。

（9）家庭氧疗指导。护士应指导患者及其家属了解氧疗的目的、必要性及注意事项；注意安全，供氧装置周围严禁烟火，防止氧气燃烧爆炸；氧疗装置定期更换、清洁、消毒。

（10）如出现呼吸困难、剧烈胸痛、畏寒、发热、咳嗽、咳痰加重，应及时就医。

（五）护理质量评价标准

（1）患者咳嗽、咳痰、气喘减轻。

（2）实施正确的氧疗，氧疗效果满意。

（3）患者掌握呼吸功能锻炼方法，疾病健康指导落实。

（4）患者活动耐力提高。

七、慢性肺源性心脏病护理

慢性肺源性心脏病（chronic pulmomary heart disease）简称慢性肺心病，指由于肺组织、肺血管或胸廓的慢性病变引起肺组织结构和（或）功能异常，产生肺血管阻力增加，肺动脉压力升高，使右心室扩张和（或）肥厚，伴或不伴右心力衰竭的心脏病，并排除先天性心脏病和左心病变引起者。40岁以上发病多见，随年龄增长患病率升高，好发于冬春季。引起肺心病的因素以慢性阻塞性肺疾病多见，占80%～90%，其次有支气管哮喘、支气管扩张、重症肺结核等气管和肺部疾病。

（一）一般护理

1.休息与活动

心肺功能失代偿期应绝对卧床休息，可选择舒适的坐位或半坐位，减轻心脏的负荷，有利于心脏功能的恢复、缓解症状。卧床期间指导患者在床上进行缓慢、重复的肌肉松弛活动，如腓肠肌的收缩与放松。缓解期应鼓励患者进行适当的腹式呼吸、缩唇呼吸等呼吸功能锻炼。对有肺性脑病先兆者,用床挡或其他器械约束肢体,必要时专人护理。

2.饮食护理

给予高纤维素、易消化、不产气、清淡的饮食,防止因便秘、腹胀而加重呼吸困难;如患者有明显水肿、腹水或少尿,应限制钠水摄入,钠盐<3 g/d,水<1 500 mL/d,蛋白质在 1.0~1.5 g/kg,碳水化合物控制在总热量的 60% 以下,尽量少食多餐,输液时应根据病情控制输液量和速度。避免摄入含糖高的食物,以免引起痰液黏稠。进餐前后漱口,保持口腔清洁,增进食欲。

3.皮肤护理

注意观察全身水肿情况、有无压疮发生。因肺心病患者常有营养不良和身体下垂部位水肿,若长期卧床,极易形成压疮。指导患者穿宽松、柔软的衣服;定时更换体位,受压处垫气圈或海绵垫,或使用气垫床。

4.氧疗护理

根据缺氧和二氧化碳潴留的程度不同,合理用氧,一般给予低流量、低浓度持续吸氧。氧流量 1~2 L/min,浓度在 25%~29%。防止高浓度吸氧抑制呼吸,加重缺氧和二氧化碳潴留。

5.保持呼吸道通畅

鼓励患者有效咳嗽,翻身拍背,协助排痰;痰液黏稠者行雾化吸入,必要时行机械通气,并按机械通气护理常规进行护理。

(二)病情观察

(1)观察呼吸的频率、节律。

(2)观察患者有无发绀,是否烦躁、失眠甚至出现定向障碍。

(3)监测血气分析,尤其是 PaO_2 和 $PaCO_2$。

(4)监测血压、心率、尿量,记录 24 h 出入量、电解质检查结果,有心力衰竭者应观察体重、皮肤水肿和盐的摄入情况。

(5)观察痰液的性质、颜色、量,并记录。

(6)注意有无肺性脑病先兆,如出现神志恍惚、表情淡漠、嗜睡、兴奋、烦躁、谵妄等,应立即协助处理。

(7)观察有无右心衰竭的表现,密切观察患者有无头痛、烦躁不安、神志改变。

(三)并发症护理

1.肺性脑病

(1)患者绝对卧床休息,呼吸困难者取半卧位,有意识障碍者,予床挡进行安全保护,必要时专人护理。

(2)持续低流量、低浓度给氧,氧流量 1~2 L/min,浓度在 25%~29%。防止高浓度吸氧抑制呼吸,加重缺氧和二氧化碳潴留。

(3)定期监测动脉血气分析,密切观察病情变化,出现头痛、烦躁不安、表情淡漠、神思恍惚、精神错乱、嗜睡和昏迷等症状时,及时通知医生并协助处理。

2.消化道出血

注意有无恶心、呕吐症状,以及呕出物颜色、性状及粪便色、质、量,并按消化道出血护理常规进行护理。

3.弥散性血管内凝血

早期发现皮肤黏膜有无出血点,注射部位有无渗血、出血或上消化道出血倾向,并按弥散性血管内凝血护理常规进行护理。

4.心律失常

注意心率、心律变化,出现脉搏强弱不等、节律不规则应同时进行心脏听诊,发现心律失常按心律失常护理常规进行护理。

5.休克

注意患者神志、肢体温度、肢体湿度、尿量等变化,发生休克按休克护理常规进行护理。

(四)用药护理

(1)对二氧化碳潴留严重、呼吸道分泌物多的患者慎用镇静药、麻醉药,如必须使用时,应注意观察是否有抑制呼吸和咳嗽反射的情况。

(2)肺心病患者对洋地黄类药物耐受性低,易出现中毒反应,用药前应注意纠正缺氧,防治低钾血症,并准确记录出入量。

(3)利尿药应用后可出现低钾、低氯性碱中毒,痰液黏稠不易排出和血液浓缩,应注意预防。使用排钾利尿药时应遵医嘱补钾。利尿药尽可能安排在白天给药,避免因频繁排尿影响睡眠。

(4)对肺性脑病患者可遵医嘱使用呼吸兴奋药,应注意保持气道通畅,适当增加吸入氧浓度。

(5)应用呼吸兴奋剂时,切勿用量过大或给药过快,以免出现呼吸过度、烦躁不安、呕吐等不良反应。

(6)应用血管扩张剂时,注意观察患者心率及血压情况。

(7)应用抗生素时,注意观察感染控制的效果、有无继发感染。

(五)健康教育

(1)改善环境卫生,避免烟雾、粉尘和刺激性气体对呼吸道的影响,劝导患者戒烟,必要时辅以有效的戒烟药。注意保暖,避免受凉,预防感冒的发生。

(2)加强营养,给高蛋白、高维生素的膳食,并保持口腔卫生。

(3)缓解期根据心、肺功能状况及体力适当进行体育锻炼,如散步、打太极拳、耐寒锻炼等,以提高机体的免疫功能和心、肺的储备能力。

(4)指导患者采取正确的姿势,以利于气体的交换和节省能量,如站立时,背靠墙,使膈肌和胸廓松弛,全身放松;坐位时凳高适宜,两足平放在地,身体稍向前倾,两手放在双腿上或趴在小桌上,桌上放软枕,使患者胸椎与腰椎尽可能在一条直线上;卧位时抬高床头,稍抬高床尾,使下肢关节轻度屈曲。

(5)伴有心功能不全者应限制水、钠盐摄入。

(6)坚持家庭氧疗,指导患者掌握氧气、雾化吸入使用、清洁、维护方法。

(7)告知患者及其家属病情变化的征象,如体温升高、呼吸困难加重、咳嗽剧烈、咳痰不畅、尿量减少、水肿明显或发现患者神志淡漠、嗜睡、躁动、口唇发绀加重等,均提示病情变化或加重,需及时就诊。

（六）护理质量评价标准

（1）患者咳、痰、喘减轻，痰液能有效咳出。

（2）患者能遵循低流量、低浓度、持续给氧的原则，掌握氧疗相关知识。

（3）能正确给药，注意药物的疗效、不良反应及毒性反应。控制输液速度及输液量。

（4）无护理并发症发生，疾病健康指导落实并做好出院指导。

第二节　心血管内科护理

一、循环系统疾病患者常见症状与体征的护理

（一）心源性呼吸困难

心源性呼吸困难（cardiogenic dyspnea）指各种心血管疾病引起的呼吸困难。最常见的病因是左心衰竭引起的肺淤血，亦见于右心衰竭、心包积液、心脏压塞时。心源性呼吸困难常表现为劳力性呼吸困难、夜间阵发性呼吸困难、端坐呼吸3种。劳力性呼吸困难是指在体力活动时发生或加重，休息后缓解或消失，常为左心衰竭最早出现的症状。夜间阵发性呼吸困难是心源性呼吸困难的特征之一，即患者在夜间已入睡后因突然胸闷、气急而憋醒，被迫坐起，呼吸深快。端坐呼吸为严重肺淤血的表现，即静息状态下患者仍觉呼吸困难，不能平卧。依病情轻重依次可表现为被迫采取高枕卧位、半坐卧位、端坐位，甚至双下肢下垂。

1.环境

保持病室安静、整洁，利于患者休息，适当开窗通风，每次 15～30 min，但注意不要让风直接对着患者吹。

2.休息与体位

患者有明显呼吸困难时应卧床休息，以减轻心脏负荷，利于心功能恢复。劳力性呼吸困难者，应减少活动量，以不引起症状为度。对夜间阵发性呼吸困难者，应给予高枕卧位或半卧位，加强夜间巡视。对端坐呼吸者，可使用床上小桌，让患者扶桌休息，必要时双腿下垂。

3.氧疗

氧流量一般为 2～4 L/min，以改善肺泡通气，保证气道通畅，注意吸氧时间不宜过长，应间歇使用。

4.控制输液速度和总量

患者 24 h 内输液总量控制在 1 500 mL 内为宜，输液速度 20～30 滴/min。

5.病情监测

密切观察呼吸困难有无改善，发绀是否减轻，听诊肺部湿啰音是否减少，监测血氧饱和度、血气分析结果是否正常，以及夜间能否平卧入睡等。观察患者意识、精神状态、痰液量与颜色，协助患者排痰，保持呼吸道通畅，观察患者皮肤颜色。

6.心理护理

呼吸困难患者常因影响日常生活及睡眠而心情烦躁、痛苦、焦虑。护理人员应与家属一起安慰鼓励患者,稳定其情绪,帮助其树立战胜疾病的信心,以降低交感神经兴奋性,有利于减轻呼吸困难。

（二）心源性水肿

心源性水肿(cardiogenic edema)指心血管病引起的水肿,最常见的病因是右心衰竭。心源性水肿的特点是下垂性、凹陷性水肿,常见于卧床患者的腰骶部、会阴或阴囊部,非卧床患者的足踝部、胫前。重者可延及全身,甚至出现胸腔积液、腹腔积液。此外,患者还可伴有尿量减少,近期体重增加等。

1.预防压疮

保持床单位的清洁、柔软、平整、干燥,严重水肿者可用气垫床。定时协助或指导患者变换体位,膝部及踝部、足跟处可垫软枕以减轻局部压力。使用便盆时动作轻巧,勿强行推、拉,防止擦伤皮肤。嘱患者穿柔软、宽松的衣服。半卧位或端坐位患者最易发生压疮部位是骶尾部,可用减压敷料保护局部皮肤,并保持会阴部清洁干燥。

2.病情监测

观察水肿消退情况,每天在同一时间、着同类服装、用同一体重计测量体重,时间以患者晨起排尿后、早餐前最适宜。准确记录 24 h 液体出入量,若患者尿量＜30 mL/h,应报告医生。

3.饮食

限制钠盐的摄入,给予低盐、易消化饮食,少量多餐,每日食盐含量小于 2 g。

4.用药护理

遵医嘱正确使用利尿剂,注意药物不良反应,如袢利尿剂和噻嗪类利尿剂最主要的不良反应是低钾血症,从而诱发心律失常或洋地黄中毒,故应监测血钾。

5.心理护理

给予患者积极的支持,使其树立战胜疾病的信心,保持情绪稳定,积极配合治疗。

（三）胸痛

多种循环系统疾病可导致胸痛(chest pain)。常见病因包括各种类型的心绞痛、急性心肌梗死、梗阻性肥厚型心肌病、急性主动脉夹层、急性心包炎、心血管神经症等。

1.休息

心绞痛发作时应立即停止正在进行的活动,就地休息。不稳定型心绞痛者,应卧床休息,并密切观察。心肌梗死发病 12 h 内应绝对卧床休息,保持环境安静,限制探视。

2.心理护理

安慰患者,解除其紧张不安情绪,以减少心肌耗氧量。

3.氧疗

流量为 2～5 L/min,以增加心肌氧的供应,减轻缺血和疼痛。

4.病情监测

评估患者疼痛的部位、性质、程度、持续时间,给予心电监护,严密监测心率、心律、血压变化,观察患者有无面色苍白、大汗、恶心、呕吐等症状。

5.用药护理

心绞痛发作时给予患者舌下含服硝酸甘油,用药后注意观察患者胸痛变化情况,如服药后3～5 min仍不缓解可重复使用,每隔5 min 1次,连续3次仍未缓解者,应考虑ACS可能,要及时报告医生。心绞痛发作频繁者,可遵医嘱给予硝酸甘油静脉滴注,但应控制滴速,若患者用药后出现面部潮红、头部胀痛、头晕、心动过速等不适,应告知患者是由于药物所产生的血管扩张作用导致,以解除其顾虑。

6.减少或避免诱因

如情绪激动、体力劳动、寒冷刺激、心动过速、吸烟、饱餐等。保持排便通畅,切忌用力排便,以免诱发心绞痛。调节饮食,忌烟、酒。保持心境平和,改变焦躁易怒、争强好胜的性格。

(四)心悸

心悸(palpitation)是一种自觉心脏跳动的不适感。常见的病因有心律失常,如心动过速、心动过缓、期前收缩、心房扑动或颤动等;心脏搏动增强,如各种器质性心血管病(如二尖瓣、主动脉瓣关闭不全)及全身性疾病(如甲亢、贫血);心血管神经症。此外,生理因素,如健康人剧烈运动、精神紧张或情绪激动,以及过量吸烟、饮酒、饮浓茶或咖啡,应用某些药物如肾上腺素、阿托品、氨茶碱等引起心率加快、心肌收缩力增强而致心悸。

1.休息

当心律失常发作导致胸闷、心悸、头晕等不适时采取高枕卧位、半卧位或其他舒适体位,尽量避免左侧卧位,因左侧卧位患者时常感觉到心脏的搏动而使不适感加重。

2.病情监测

密切观察患者心率、心律。初次、突发的心律失常,心悸多较明显;慢性心律失常者,因逐渐适应可无明显心悸;紧张、焦虑及注意力集中时心悸易出现。

3.氧疗

伴有呼吸困难、发绀等缺氧表现时,给予2～4 L/min氧气吸入。

4.用药护理

严格遵医嘱按时按量给予抗心律失常药物,静脉注射时速度宜慢(除腺苷外),一般5～15 min内注完,静脉滴注药物时尽量用输液泵调节速度。胺碘酮静脉用药易引起静脉炎,应选择大血管,配制药物浓度不要过高,严密观察穿刺局部情况,谨防药物外渗。观察患者意识和生命体征,必要时监测心电图,注意用药前、用药过程中及用药后的心率、心律、P-R间期、Q-T间期等的变化,以判断疗效有无不良反应。

5.心理护理

紧张、焦虑及注意力集中时心悸易出现,给予心理疏导,帮助患者克服不良情绪和心理。

(五)心源性晕厥

心源性晕厥(cardiogenic syncope)是由于心排血量骤减、中断或严重低血压而引起脑供血骤然减少或停止而出现的短暂性意识丧失,常伴有肌张力丧失而跌倒的临床征象。近乎晕厥指一过性黑蒙,肌张力降低或丧失,但不伴意识丧失。一般心脏供血暂停3 s以上即可发生近乎晕厥;5 s以上可发生晕厥;超过10 s可出现抽搐,称阿-斯综合征。晕厥发作时先兆症状常不明显,持续时间甚短。大部分晕厥患者预后良好,反复发作的晕厥系病情严重和危险的征兆。

1.休息与活动

发作时立即平卧,将患者安置于通风处,头低足高位,保持呼吸道通畅,频繁发作的患者应卧床休息,避免单独外出,有头昏、黑蒙等晕厥先兆时,应立即下蹲或平卧,以免摔伤。

2.避免诱因

嘱患者避免过度疲劳、情绪激动或紧张、突然改变体位等情况。

3.用药护理

遵医嘱给予药物治疗,并配合医生做好心脏起搏、电复律、消融术等。

二、循环系统疾病常规护理

（一）一般护理

1.环境

病室保持安静、清洁、空气新鲜,减少探视,预防受凉感冒和交叉感染。

2.休息

重症者应绝对卧床休息,病情稳定者逐渐增加活动量,长期卧床者每 2 h 更换 1 次体位,心功能不全者取半卧位或端坐卧位。

3.饮食

给予低盐、低脂、清淡、易消化饮食,少量多餐,进食不宜过饱。伴水肿者应适当限制水分和钠盐的摄入。禁烟、酒、咖啡、浓茶等刺激性食物。

4.氧疗

非严重缺氧患者给予低流量吸氧 2～4 L/min;严重缺氧者给予 6～8 L/min,急性肺水肿患者采用 20%～30% 乙醇湿化吸氧;肺源性心脏病患者予以低流量持续吸氧,呼吸功能不全者使用面罩加压给氧,必要时行机械通气。

5.生活护理

对心功能不全、急性心肌梗死、严重心律失常、急性心肌炎患者,加强基础护理及生活护理,保证个人卫生,预防感染。

6.心理护理

给予心理安慰,避免情绪激动,以利于配合治疗。

7.排泄护理

鼓励患者多食蔬菜、水果等富含纤维素的食物,保持大便通畅。必要时给予缓泻剂,排便时切勿用力过度,以免发生意外。

（二）病情观察

1.症状观察

及时了解患者主诉,如有胸闷、胸痛、心悸、呼吸困难、胸痛、肢体疼痛等症状,及时通知医生并采取相应措施。

2.体征观察

注意心率、心律、血压及呼吸的变化。

（三）用药护理

（1）掌握心血管常用药物的用药剂量、方法、作用及不良反应。

（2）应用洋地黄类药物时应准确掌握用药剂量，用药前后密切注意心率、心律变化。

（3）利尿剂使用过程中，观察 24 h 尿量及电解质变化。

（4）应用扩血管药物时应定时测量血压，准确控制和调节药物的浓度和速度。

（5）应用抗凝药物时应注意患者有无出血倾向。

（四）健康教育

（1）鼓励患者积极治疗各种原发病，避免各种诱因。

（2）根据不同疾病指导患者掌握劳逸结合的原则，保证足够的睡眠，避免任何精神刺激。

（3）根据病情选择不同的饮食，少量多餐，忌烟、酒。

（4）保持大便通畅，排便时切勿用力过度，以免发生意外。

（5）遵医嘱按时服药，不可随意增减药物。定期门诊复查。

（6）告知患者及其家属对疾病的防治与急救相关知识。

（五）护理质量评价标准

（1）观察病情及时，积极协助医生处理。

（2）基础护理落实，无护理并发症。

（3）患者情绪稳定，积极配合治疗。

（4）患者了解用药和治疗情况。

三、慢性心力衰竭患者护理

心力衰竭（heart failure）简称心衰，是由于各种心脏结构或功能异常导致心室充盈和（或）射血能力低下而引起的一组临床综合征，其主要临床表现是呼吸困难、疲乏和液体潴留。心衰按发病缓急可分为慢性心衰和急性心衰，以慢性居多；按发生部位可分为左心衰、右心衰和全心衰；按生理功能分为收缩性心力衰竭和舒张性心力衰竭。慢性心力衰竭是大多数心血管疾病的最终归宿，也是其最主要的死亡原因。

（一）护理措施

（1）绝对卧床休息，限制活动量，并保持病室环境安静舒适，空气新鲜，冬天注意保暖，防止着凉。

（2）给低盐（每日食盐摄入量限制在 2.5～5 g）、低脂、易消化、高维生素饮食，少量多餐，不宜过饱。

（3）密切观察病情变化及生命体征变化，遵医嘱给予心电、血压、血氧监测，并记录。控制液体入量，心衰患者补液量以"量出为入"为原则，控制输液速度和总量，输液速度以 20～30 滴/min 为宜。

（4）对长期卧床的患者应加强皮肤护理，保持床铺整洁，防止压疮发生。

（5）准确记录 24 h 出入量，每日液体摄入量应小于 1 500 mL，同时严格控制输液速度。

（6）保持大便通畅，嘱其排便时勿用力，必要时给予缓泻剂。

（7）应用洋地黄药物者，注意观察药物的毒性反应，每次给药前询问有无恶心、呕吐、头晕、视物模糊、黄视、绿视等,听诊心率如低于 60 次/分或有严重胃肠道及神经系统毒性反应时,应停药并通知医师,不可轻易加量或减量。

(8)呼吸困难者给予高枕卧位或半卧位,持续低流量吸氧 2～3 L/min。伴胸腔积液或腹腔积液宜采取半卧位。下肢水肿者如无明显呼吸困难,可抬高下肢,以利于静脉回流。如发生急性肺水肿应给予端坐位,可使用床上小桌,让患者扶桌休息,两腿下垂,减少回心血量,减轻肺水肿,高流量吸氧 6～8 L/min。

(9)加强心理护理,给予精神安慰,鼓励患者。

(10)遵医嘱给予利尿、扩血管等药物,并观察药物的不良反应。

(11)病情稳定后,鼓励患者自主活动或下床行走,避免深静脉血栓形成。

(二)病情观察

(1)密切观察有无急性左心衰的发生,若发生急性左心衰按急性肺水肿护理常规护理。

(2)注意心率、心律的变化,若出现心律失常时应立即行心电监护,给予抗心律失常药物。

(3)心力衰竭加重时,应警惕心腔内血栓脱落引起脑、肾、四肢或动脉栓塞等症状,给予相应处理。

(4)每天在同一时间、着同类服装、用同一体重计测量体重。时间安排在患者晨起排尿后、早餐前最适宜。有腹水者应每天测量腹围。

(5)准确记录 24 h 液体出入量,若患者尿量＜30 mL/h,应报告医生。

(6)活动过程中,监测患者有无呼吸困难、胸痛、心悸、头晕、疲劳、大汗、面色苍白。

(三)用药护理

(1)应用洋地黄时,注意监测心率或脉搏;口服地高辛时,若患者脉搏低于 60 次/分或节律不规则,应暂停给药。或出现毒性反应,如心律不齐、房室传导阻滞、恶心、呕吐、黄视、绿视等应通知医生停药。

(2)应用血管紧张素转换酶抑制剂的主要不良反应包括干咳、低血压和头晕、肾损伤和高血钾,在用药期间需监测血压,避免直立性低血压。

(3)应用利尿剂时,注意有无电解质失衡。袢利尿剂和噻嗪类利尿剂最主要的不良反应是低钾血症,注意监测血钾。

(4)β 受体阻滞剂的主要不良反应有液体潴留(可表现为体重增加)和心衰恶化、心动过缓和低血压等,应注意监测心率和血压。

(四)健康教育

(1)积极治疗原发病,避免各种诱发因素。

(2)孕龄妇女注意避孕,以防心衰复发。

(3)教育家属给予患者积极的支持,帮助树立战胜疾病的信心,保持情绪稳定,积极配合指导。

(4)饮食宜低盐、清淡、易消化、富营养,每餐不宜过饱,多食新鲜蔬菜与水果,保持大便通畅。

(5)指导患者根据心功能状态进行体力活动锻炼。

(6)告知患者及其家属所用药物的名称、剂量、用法、作用与不良反应。

（7）指导患者每天测量体重,定期随访。

（五）护理质量评价标准

（1）护理人员正确、及时地执行医嘱,患者心衰症状得到有效控制。

（2）患者呼吸困难减轻或消失,发绀消失,肺部啰音减少或消失,血气分析指标基本恢复正常。

（3）患者能说出低盐饮食的重要性和服用利尿剂的注意事项,水肿、腹水减轻或消失。

（4）患者皮肤无破损、未发生压疮。

（5）患者疲乏、气急、虚弱感消失,活动时无不适感,活动耐力增加。

（6）患者未发生洋地黄中毒。

四、急性心力衰竭患者护理

急性心力衰竭指心衰的症状和体征急性发作或急性加重的一种临床综合征。临床上以急性左心衰竭较为常见,多表现为急性肺水肿或心源性休克,是严重的急危重症,抢救是否及时、合理与预后密切相关。

（一）护理措施

（1）心理护理。恐惧或焦虑可导致交感神经系统兴奋性增强,使呼吸困难加重。医护人员在抢救时必须保持镇静,以减少误解,护士应与患者及其家属密切接触,提供情感支持。

（2）体位。协助患者取坐位,双腿下垂,以减少静脉回流,减轻心脏负荷。

（3）迅速建立静脉通道,遵医嘱正确使用药物,观察疗效与不良反应。

（4）氧疗。首先保证开放的气道,立即给予鼻导管吸氧,将血氧饱和度维持在≥95％,面罩吸氧适用于伴呼吸性碱中毒者,病情严重应采用面罩呼吸机持续加压（CPAP）或双水平气道正压给氧（Bi-PAP）。

（5）严格控制输液量及速度,必要时使用微量泵。

（6）保持大便通畅,必要时给予缓泻剂。

（7）准确记录出入量。

（8）做好基础护理与日常生活护理。

（二）病情观察

（1）严密监测血压、心率、心律、血压、氧饱和度变化。

（2）观察患者神志、呼吸、精神状态、皮肤颜色、温度、尿量及出汗情况,肺部啰音或哮鸣音的变化,记录出入量。

（3）对于安置漂浮导管者,严密监测血流动力学指标的变化,严格交接班。

（4）注意咳嗽发生时间及咯血性状与量。

（5）观察水肿的部位、程度等。

（三）用药护理

1.吗啡

吗啡 3～5 mg 静脉注射,可使患者镇静,减少躁动,扩张小血管而减轻心脏负担。

2.快速利尿

呋塞米 20～40 mg 静脉注射,可迅速利尿,有效降低心脏前负荷。

3.血管扩张剂

硝普钠、硝酸甘油静脉滴注。输液泵控制速度,根据血压调整剂量,定时监测血压。

4.洋地黄制剂

适用于快速心房颤动或已知心脏增大伴左心室收缩功能不全的患者。去乙酰毛花苷注射液 0.2～0.4 mg 稀释后缓慢静脉注射。

5.氨茶碱

适用于伴支气管痉挛患者。

(四)健康教育

(1)积极治疗原发病,针对基本病因和诱因进行治疗。

(2)避免情绪激动和过度劳累。

(3)保证充足的睡眠,合理调节饮食。

(4)保持大便通畅。

(五)护理质量评价标准

(1)急救处理及时到位,患者心衰症状得到有效控制。

(2)各项护理及病情观察落实细致到位。

(3)患者活动耐力增加。

(4)落实健康指导,患者知晓用药及治疗情况,积极配合治疗。

(5)患者了解疾病相关知识。

五、心律失常患者护理

心律失常(cardiac arrhythmia)指心脏冲动的频率、节律、起源部位、传导速度或激动次序的异常。心律失常既包括节律的异常又包括频率的异常。临床上根据心律失常发作时心率的快慢分为快速性心律失常和缓慢性心律失常。

(一)护理措施

(1)患者住院期间,密切观察生命体征变化,特别是心律/心率变化,如有不适,立即处理。

(2)遵医嘱给予抗心律失常药物,并观察用药后的反应。同时注意电解质的平衡,特别是血清钾的测定。

(3)遵医嘱给予持续心电、血压、血氧监护,一旦发现严重心律失常(如频发室性期前收缩或室性期前收缩二联律、连续出现两个以上多源性室性期前收缩或反复发作的短阵室上性心动过速、心室颤动或房室传导阻滞),立即报告医师,做出紧急处理。

(4)患者出现心室颤动、心搏骤停应立即进行心肺复苏。备好除颤仪及抢救药品。对缓慢性心律失常的患者,备好心脏起搏,准备随时安装起搏器。

(5)做好健康宣教及心理护理,消除患者的焦虑、恐惧情绪。

(6)饮食要定时定量,不宜过饱;避免情绪波动;戒烟、酒;不宜食辛辣、刺激性强的食物以及饮浓茶、咖啡等。保持大便通畅。

（7）休息。无器质性心脏病心律失常患者,不需卧床休息,注意劳逸结合,建立健康生活方式。当心律失常发作导致胸闷、心悸、头晕等不适时采取高枕卧位、半卧位或其他舒适体位,尽量避免左侧卧位,因左侧卧位患者时常感觉到心脏的搏动而使不适感加重。严重心律失常患者应卧床休息,创造良好的休息环境,并协助做好生活护理。

（8）氧疗。伴有呼吸困难、发绀等缺氧表现时,根据缺氧的程度调节氧气流量。

（9）评估患者心律失常的类型及临床表现,与患者及其家属共同制订活动计划。

（二）病情观察

1.心律

连续心电监护,发现下列情况之一者,应急救处理。

（1）频发室早（＞5 次/分）或呈联律者。

（2）连续出现成对多源性室早或反复发作短阵室速。

（3）R-on-T 现象。

（4）室颤或不同程度传导阻滞。

2.心率

心率需测 1 min 以上,发现下列情况之一者,应及时处理。

（1）心率＜40 次/分,如严重窦性心动过缓等。

（2）心率＞160 次/分,如室上性心动过速、室速、房颤等。

3.血压

如收缩压＜80 mmHg,脉压＜20 mmHg,脉搏细速或伴有四肢厥冷、面色苍白、冷汗、神志不清或尿少等,应立即做抗休克处理。

4.急救

如发生阿-斯综合征及心搏骤停时,应立即行胸外心脏按压或电复律等处理。

（三）用药护理

（1）严格遵医嘱按时按量给予抗心律失常药物,静脉注射时速度宜慢（腺苷除外）,使用输液泵控制速度。

（2）胺碘酮静脉用药易引起静脉炎,应选择大血管,配制药物浓度不要过高,严密观察穿刺局部情况,谨防外渗。

（3）用药过程中密切监测患者心率、心律和不良反应。

（四）健康教育

（1）积极防治原发疾病,避免各种诱发因素,如发热疼痛、饮食不当等。按时服药,不可自行减量或撤换药物,如有不良反应及时就医。

（2）定期随访,检测心电图,及早发现病情变化,随时调整治疗方案。

（3）教会患者自我监测脉搏和听心率的方法,每次测量时间不少于 1 min 并记录。发现异常及时就医。

（4）适当休息与活动,保持大便通畅,加强锻炼,预防感染。

（5）正确选择食谱,应选低脂、易消化、清淡、富营养食物,少量多餐饮食。

（6）安装人工心脏起搏器患者应随身携带诊断卡。

(7)避免情绪激动,保持情绪稳定;戒烟、酒;不宜饮浓茶、咖啡等。

(8)坚持服药,不得随意增减药物或中断治疗。

（五）护理质量评价标准

(1)患者活动耐力增强,能采取适当措施,缓解心排血量减少引起的不适。

(2)患者焦虑症状减轻或缓解。

(3)患者能自觉避免心律失常的诱发因素。

(4)及时发现病情变化,积极处理并记录。

六、心绞痛患者护理

稳定型心绞痛(stable angina pectoris)亦称稳定型劳力性心绞痛,是在冠状动脉狭窄的基础上,由于心肌负荷的增加而引起心肌急剧的、暂时的缺血与缺氧的临床综合征。其典型表现为发作性胸骨后压榨性疼痛,可放射至心前区和左上肢尺侧,常发生于劳力负荷增加时,持续数分钟,休息或用硝酸酯制剂后消失。目前,临床上已趋向将除上述典型的稳定型劳力性心绞痛以外的缺血性胸痛统称为不稳定型心绞痛(unstable angina pectoris)。

（一）一般护理

1.休息

发作时应停止活动,卧床休息。

2.心理护理

安慰患者,减轻其紧张不安情绪。

3.避免诱发因素

如情绪激动、体力劳动、寒冷刺激、心动过速、吸烟、饱餐、用力排便等。

4.饮食

给予低热量、低盐、低脂、低胆固醇、适量蛋白质、易消化、清淡饮食,少食多餐,避免过饱及摄入刺激性食物与饮品,禁烟、酒。

5.排便

保持大便通畅,排便时切勿用力过度,以免发生意外。

（二）用药护理

(1)心绞痛发作时,给予患者硝酸甘油 0.3～0.6 mg 舌下含服,或硝酸异山梨酯 5～10 mg 舌下含服。用药后注意观察患者胸痛变化情况,如服药后 3～5 min 仍不缓解,可重复使用,每隔 5 min 1 次,连续 3 次仍未缓解者,应考虑急性冠脉综合征(acute coronary syndrome,ACS)可能,要及时报告医生。

(2)心绞痛发作频繁者,可遵医嘱给予硝酸甘油静脉滴注,但应控制滴速。若患者用药后出现面部潮红、头部胀痛、头晕、心动过速等不适,应告知患者是由于药物所产生的血管扩张作用导致,以解除顾虑。

（三）病情观察

(1)监测心率、心律、血压变化。

(2)观察疼痛部位、性质、程度、持续时间、诱发因素、缓解情况,如疼痛性质发生变化或心绞痛发作频繁、加剧,警惕急性心肌梗死的发生,应及时协助处理。

(3)观察抗心绞痛类药物不良反应,如颜面潮红、头痛、头胀、心悸或直立性低血压等不良反应。

（四）健康教育

(1)避免情绪激动和过度劳累。

(2)缓解期适当参加体力活动,以不发生心绞痛症状为度。

(3)合理调节饮食,禁烟、酒。

(4)保持大便通畅,对某些活动,如进食及大便易诱发心绞痛,可事先半小时舌下含硝酸甘油预防心绞痛发作。

(5)携带保健盒,以便急性发作时应用。

(6)指导患者出院后遵医嘱服药,不要擅自增减药量;自我监测药物的不良反应。

(7)教会患者及其家属心绞痛发作时的缓解方法,胸痛发作时应立即停止活动或舌下含服硝酸甘油。

（五）护理质量评价标准

(1)观察病情及时,积极协助医生处理,患者胸痛症状得到有效缓解。

(2)各项护理措施落实到位,无护理并发症。

(3)患者病情稳定,积极配合治疗。

(4)健康教育落实到位,患者了解用药、治疗情况。

七、心肌梗死护理

心肌梗死(myocardial infarction,MI)是在冠状动脉病变的基础上,发生冠状动脉血供急剧减少或中断,使相应心肌严重而持久地急性缺血导致心肌细胞死亡的病症。临床表现有持久的胸骨后剧烈疼痛、发热、白细胞计数和血清心肌坏死标志物增高,以及心电图进行性改变和血清心肌酶和心肌结构蛋白的变化;可发生心律失常、休克或心力衰竭,属急性冠脉综合征的严重类型。

（一）一般护理

(1)卧床休息,并保持病室环境安静、整洁。

(2)患者若有呼吸困难和血氧饱和度降低,在最初几日应通过鼻导管或面罩间断或持续给氧。

(3)监测生命体征的变化,给予持续心电、血压、血氧监测,及时定时检测心电图变化及心肌酶变化。

(4)心肌梗死患者多发病突然,并伴有剧烈的压榨性疼痛,要认真观察疼痛的性质和持续时间。疼痛时要尽快止痛,同时密切观察患者呼吸、面色的变化,以防止药物对呼吸循环的抑制。有效的止痛镇静措施不可忽视。

(5)控制输液速度和液体总量,24 h液体总量建议不超过1 500 mL,过量及过速输液可致心脏负荷过重,导致肺水肿,加重患者的病情。

(6)急性期要绝对卧床。卧床期间,协助患者做好生活护理及肢体的活动锻炼和皮肤护理,防止下肢静脉血栓形成和压疮等并发症。

（7）保持大便通畅。最初 1～3 天以半流食为主，随病情好转逐渐改为低盐、低脂饮食。饮食要清淡、易消化、产气少、含适量维生素和纤维素，需少量多餐，一定要避免过饱和便秘。适当腹部顺时针方向按摩，以促进肠蠕动。一般在患者无腹泻情况下，常规给予缓泻剂。指导患者一旦出现排便困难应立即告知医务人员，可使用开塞露帮助患者排便。

（8）心理护理。由于急性心肌梗死发生突然，大部分患者存在不同程度的恐惧和焦虑，因此患者需要一个安静、整洁、舒心的治疗护理环境，以缓解患者紧张情绪，减少外界环境对患者的不良刺激。同时，要鼓励患者调整心态，坚定战胜疾病的信心，保持乐观的心态。

（9）氧疗。给予氧气吸入（2～5 L/min），以增加心肌氧的供应，减轻缺血和疼痛。

（二）病情观察

1.疼痛观察

密切观察患者疼痛的部位和性质。对疼痛严重者，遵医嘱给予解除疼痛的药物，哌替啶（杜冷丁）50～100 mg 肌内注射或吗啡 2～4 mg 静脉注射，必要时 5 min 后可重复使用。注意防止呼吸功能抑制。对疼痛较轻者给予硝酸甘油 0.3 mg 或硝酸异山梨酯 5～10 mg 舌下含服或静脉滴注，注意心率增快和血压降低。

2.恶性心律失常观察

严密心电监护，心律及心率的观察。

（1）若出现室性期前收缩或室性心动过速，应根据医嘱立即应用利多卡因 50～100 mg 静脉注射。对室性心律失常反复发作者可用胺碘酮，并观察药物反应及血压、心率、心律变化。

（2）出现缓慢性心律失常者，根据医嘱应用阿托品 0.5～1 mg 静脉注射。第二度或第三度房室传导阻滞，伴有血流动力学障碍者，宜用临时起搏器。

（3）如伴有室颤，应尽快采用非同步电除颤。室上性快速心律失常药物治疗不能控制时，可考虑同步直流电复律。心搏骤停，应立即行胸外心脏按压、人工呼吸等。

3.心源性休克观察

观察血压、尿量变化，注意皮肤色泽、温度、口唇颜色，如出现皮肤苍白、发绀、湿冷等，应警惕有无心源性休克发生。

4.心力衰竭

心力衰竭者，按心力衰竭护理常规进行护理。

（三）健康教育

（1）调整不良生活方式，保持良好的情绪，避免诱发因素。

（2）低饱和脂肪和低胆固醇饮食，少食多餐，避免过饱及刺激性食物；戒烟、酒。

（3）保持大便通畅，避免用力排便。

（4）坚持服药，注意药物不良反应，携带保健盒，以便急性发作时应用。

（5）若胸痛发作频繁、程度较重、时间较长，服硝酸酯制剂疗效较差时，提示急性心血管事件，应及时就医。

（6）加强运动康复教育，与患者一起制定个体化运动处方，指导患者出院后的运动康复训练。一般个人卫生活动、家务劳动、娱乐活动等也对患者有益。

（四）护理质量评价标准

（1）协助医生急救处理及时、准确；床边备急救药品、器械。

（2）病情观察细致，发现病情变化，及时通知医生。

（3）各项护理落实到位，无护理并发症。

（4）落实健康指导，患者知晓疾病相关知识，了解用药、治疗情况。

（5）患者情绪稳定，配合治疗。

（6）患者合理饮食，大便通畅。

八、高血压病护理

原发性高血压（primary hypertension）是以血压升高为主要临床表现的综合征，通常简称高血压。目前，我国将高血压定义为收缩压≥140 mmHg和（或）舒张压≥90 mmHg。高血压是十分常见的慢性病之一，也是心脑血管病最主要的危险因素，可导致脑卒中、心力衰竭及慢性肾脏病等主要并发症。在血压升高的患者中，约5%为继发性高血压，即由某些明确而独立的疾病引起的血压升高。

（一）一般护理

1.监测血压

监测血压的动态变化，了解患者头痛、头晕、失眠等症状有无减轻，密切观察，及早发现高血压危象和心、脑、肾等靶器官受累的现象。

2.充足休息

患者血压高时应卧床休息，减少活动。午后控制水分的摄入，以减少夜尿次数。科学地安排治疗、检查的时间，避免干扰休息。

3.适量运动

坚持体育活动可预防和控制高血压。从轻度或中等强度的运动开始，逐渐增加运动量。

4.限制钠盐摄入

WHO建议每人每日食盐摄入量不超过6 g。我国膳食中约80%的钠来自烹调或含盐高的腌制品，因此，限盐首先要减少烹调用盐及含盐高的调料，少食各种咸菜等腌制食品。

5.减少膳食脂肪

少吃或不吃肥肉和动物内脏，补充适量优质蛋白质，有降压及预防脑卒中的作用。多食蔬菜和水果，增加粗纤维食物摄入。避免过饱及食用刺激性食物，忌烟、酒。

6.维持钾、钙摄入

维持足够的钾、钙摄入，应用利尿剂患者应尤为注意。

7.头痛、头晕护理

除因高血压疾病本身所致的头痛外，部分患者在接受扩血管治疗后会产生头痛和直立性低血压等不良反应。

（1）评估患者头痛的情况，如头痛程度、持续时间，是否伴有恶心、呕吐、视物模糊等伴随症状。

（2）改变体位时动作要缓慢，从卧位到站位前先坐一会儿。卧床时将头部抬高。如起床活动时头晕应立即坐下或躺下。

（3）血压不稳定或症状加重时必须卧床休息。

（4）尽量减少或避免引起或加重头痛的因素,保证患者有充足的睡眠。

（5）监测血压,发现血压变化时立即与医生联系,及时给予处理。

8.恶心、呕吐护理

（1）协助患者采取坐位或侧卧位,头偏向一侧,避免呕吐物呛入呼吸道而发生窒息。保持床单位整洁,呕吐后协助患者清洁口腔。

（2）遵医嘱使用止吐药物。

9.高血压危象护理

（1）绝对卧床休息,避免一切不良刺激,保证良好的休息环境。持续监测血压,尽快应用适合的降压药。

（2）安抚患者,做好心理护理,严密观察患者病情变化。

（3）遵医嘱给予药物进行降压治疗,注意监测血压,防止血压过度降低引起肾、脑或冠脉缺血。

（4）多巡视,协助患者做好生活护理。

（5）嘱患者定时服用降压药,保证血药浓度。

（二）病情观察

（1）观察患者血压动态变化,定时、定血压计、定体位、定部位测量。测量前患者需静卧或静坐 30 min。确诊高血压患者首次测血压应测双臂血压,血压高的一侧手臂为测血压部位。

（2）注意观察患者生命体征、神志、瞳孔、尿量等变化。了解患者头痛、头晕有无减轻。当发现患者血压急剧升高,剧烈头痛、呕吐、大汗、视物模糊、面色及神志改变、肢体运动障碍等症状,立即通知医生。患者绝对卧床,给予吸氧(2～4 L/min),心电监护,准备快速降压药物、脱水剂等。

（3）意识不清患者应注意加强保护措施,保持呼吸道通畅。

（三）用药护理

目前,临床应用的一线降血压药可分成利尿剂、β 受体阻滞剂、血管紧张素转换酶抑制剂（ACEI）、钙通道阻滞剂、血管紧张素 Ⅱ 受体阻滞剂。

1.利尿剂

可导致水电解质紊乱。常用药物有氢氯噻嗪和氯噻酮。处理措施:多喝水、调整药物剂量、更换药物、调整饮食、适当运动等方式进行消除,根据具体的情况进行综合分析。

2.β 受体阻滞剂

可致心动过缓,抑制心肌收缩力,增加气道阻力,诱发支气管哮喘。常用药物有美托洛尔、比索洛尔、阿替洛尔。处理措施:如心率低于 50 次/min。或伴头晕等症状,或出现二度及以上房室传导阻滞,应减量甚至停药。此外,应注意药物相互作用的可能性,停用其他可引起心动过缓的药物。

3.ACEI

可引起干咳、皮疹、血细胞减少、血管性水肿。常用药物是卡托普利。处理措施:若需使用 ACEI,可尝试换用咳嗽发生率较低的药物如福辛普利等;若不停用 ACEI,建议可对咳嗽对症治疗,如色甘酸钠、茶碱、舒林酸、吲哚美辛等;ACEI 诱发的持续性或不耐受性咳嗽,可将 ACEI 更换为 ARB。

4.钙通道阻滞剂

可引起面红、头痛头晕、皮肤瘙痒。常用药物有硝苯地平、维拉帕米、地尔硫草。处理措施：若患者面色潮红，可改用其他药物；皮疹和过敏反应发生率较低，一旦发生，应立即停药。

5.血管紧张素Ⅱ受体阻滞剂

不良反应少，常用药物有厄贝沙坦和氯沙坦。处理措施：若出现明显不良反应，应立即停药，做进一步检查。

静脉使用降压药从小剂量开始，根据血压逐渐调整滴速，并注意药物不良反应如恶心、呕吐、直立性低血压等。直立性低血压的表现为乏力、头晕、心悸、出汗、恶心、呕吐等，在联合用药、服用首剂药物或加量时应特别注意。服用降压药可选择平静休息时，服药后继续休息一段时间再下床活动。改变姿势时特别是从卧位、坐位起立时动作缓慢。

(四)健康教育

(1)保持规律的生活方式和稳定的情绪。劳逸结合，保持良好心态，合理安排休息和活动。

(2)指导患者学会观察血压，教会患者或其家属正确使用血压计测量血压。选择符合计量标准的水银柱血压计或符合国际标准、检验合格的电子血压计。使用大小合适的袖带，固定体位测量血压。正确判断降压效果，及时调整用药，合理安排生活方式，提高高血压患者的自我保健能力。

(3)适量运动，可以促进血液循环，降低胆固醇，促进肠蠕动，预防便秘，改善睡眠。常用的运动强度指标为运动时最大心率达到 170 次/分减去年龄。

(4)指导患者坚持服药，不可随意增减剂量或停药。指导患者熟悉降压药物的治疗效果，辨别其不良反应，便于及时调整用药剂量或变更用药。为了用药安全，嘱咐患者定期复诊，在医师的指导下合理用药。

(5)预防便秘，保持大便通畅，养成定时排便习惯。增加蔬菜与水果等高纤维食物的摄取量。必要时给予通便药物。

(6)急症处理：突发血压升高时，应全身放松，静卧休息，立即舌下含服 10 mg 硝苯地平或其他降压药物，稍觉缓解后即到医院就诊。如出现心前区疼痛或一侧肢体麻木、无力、口角歪斜以及夜尿增多、少尿等，均应及时就诊。

(7)鼓励患者积极治疗原发病，避免各种诱因。

(8)注意饮食控制与调节，减少钠盐、动物脂肪的摄入，忌烟、酒。

(9)肥胖者注意减轻体重。

(10)定期复查，若血压持续升高或出现头晕、头痛、恶心等症状时，应及时就诊。

(五)护理质量评价标准

(1)患者血压得到有效控制。

(2)患者能正确认识疾病，避免诱发因素，改变不良的生活方式。

(3)患者知晓坚持服用降压药物的重要性，并坚持服药。

(4)观察病情细致，出现高血压急症能积极配合处理。

(5)患者了解疾病自我防护知识。

九、高血压急症护理

高血压急症指原发性或继发性高血压患者,在某些诱因作用下,血压突然和显著升高(一般超过 180/120 mmHg),同时伴有进行性心、脑、肾等重要靶器官功能不全的表现。高血压亚急症指血压显著升高但不伴靶器官损害,患者可以有血压明显升高引起的症状,如头痛、胸闷、鼻出血和烦躁不安等。高血压亚急症与高血压急症的唯一区别标准是有无新近发生的、急性、进行性的严重靶器官损害。

(一)一般护理

1.环境

保持环境安静,避免不良刺激。患者意识不清加床挡保护,发生抽搐时用牙垫置于上下臼齿间,防止咬伤舌唇。

2.休息

绝对卧床休息,将床头抬高 30°。预防直立性低血压,告诫患者不要突然起床、突然卧倒及下床以防晕厥。

3.心理护理

给予心理支持,消除恐惧、紧张情绪,使其配合治疗。

4.病情监测

严密监测血压、脉搏、呼吸、神志变化,观察瞳孔大小及两侧是否对称。

(二)用药护理

(1)持续监测血压,尽快应用适宜的降压药控制血压,初始阶段(数分钟至 1 h 内)血压控制的目标为平均动脉压的降低幅度不超过治疗前水平的 25%;在其后 2~6 h 将血压降至安全水平,一般为 160/100 mmHg。

(2)硝普钠为首选药物,能同时直接扩张动脉和静脉,降低心脏前、后负荷。硝酸甘油扩张静脉和选择性扩张冠状动脉与大动脉。

(3)观察药物的作用与不良反应。应用硝普钠的注意事项:①用药过程中密切监测血压,每 15~30 min 监测 1 次血压,平稳后改为 q1h 监测。输液泵控制滴速,开始速度宜慢。②交代患者不要自行调节速度,防止直立性低血压发生。③每 6 h 更换 1 次液体。④避光滴注。凡液体变蓝绿或深红色应立即更换。⑤需逐渐停药。

(三)饮食护理

如无恶心、呕吐等症状,少量多餐进食,避免过饱及刺激性食物,忌烟、酒。限制钠盐摄入,每天钠盐摄入量低于 6 g,增加钾盐摄入。减少脂肪摄入,少吃或不吃肥肉和动物内脏,补充适量蛋白质。多食蔬菜和水果,增加粗纤维食物摄入。

(四)健康教育

(1)劳逸结合,保持良好心态,合理安排休息和活动。

(2)鼓励患者积极治疗原发病,避免各种诱因。

(3)教会患者或其家属正确测量血压,提高患者自我保健能力。

(4)指导患者坚持服药,不可随意增减剂量或停药。

（5）肥胖者注意减轻体重。

（6）保持大便通畅，养成定时排便习惯。

（7）定期复查，若血压持续升高或出现头晕、头痛、恶心等症状时，应及时就诊。

（五）护理质量评价标准

（1）正确及时执行医嘱，血压得到有效控制，无并发症发生。

（2）患者能正确认识疾病，避免诱发因素，改变不良的生活方式。

（3）患者知晓坚持服用降压药物的重要性并坚持服药。

（4）观察病情细致，出现高血压急症积极配合处理。

（5）患者了解疾病自我防护知识。

十、病毒性心肌炎护理

病毒性心肌炎（viral myocarditis）指嗜心肌性病毒感染引起的，以心肌非特异性间质性炎症为主要病变的心肌炎。病毒性心肌炎包括无症状的心肌局灶性炎症和心肌弥漫性炎症所致的重症心肌炎。

（一）一般护理

1.休息

急性期卧床休息可减轻心脏负担，减少心肌耗氧，有利于心功能恢复。无症状者急性期应卧床 1 个月。重症患者应卧床休息 3 个月以上，直至患者症状消失、血液学指标等恢复正常后方可逐渐增加活动量。

2.饮食

给予高蛋白、高维生素、清淡、易消化饮食，尤其补充维生素 C 的食物如新鲜蔬菜、水果，以促进心肌代谢与修复。禁烟、酒、咖啡等刺激性食物。宜少量多餐，避免过饱。

3.心理护理

多关心、体贴患者，给予其鼓励和安慰，消除其悲观情绪，增强其治疗信心，协助其进行生活护理。

4.及时用药

遵医嘱及时准确地给药，观察用药后的效果及不良反应。

（二）病情观察

（1）急性期严密心电监护直至病情平稳，注意心率、心律、心电图变化。

（2）密切观察患者生命体征、尿量、意识，注意有无呼吸困难、咳嗽、颈静脉怒张、水肿、肺部湿啰音等表现。同时准备好抢救仪器及药物，一旦发生严重心律失常或急性心力衰竭，立即配合急救处理。

（三）健康教育

（1）患者出院后需继续休息 3～6 个月，无并发症可考虑恢复学习或轻体力工作。适当锻炼身体，增强机体抵抗力，6 个月至 1 年内避免剧烈运动或重体力劳动、妊娠等。

（2）避免诱发因素，加强饮食卫生，注意防寒保暖，防止病毒性感冒。

（3）遵医嘱按时服药，定期复查，教会患者及其家属测脉率、节律，发现异常或有胸闷、心悸等不适,及时就诊。

（四）护理质量评价标准

(1)观察病情细致,积极配合医生做好各项治疗及检查。

(2)告知不良生活方式对疾病的影响,指导患者改变不良生活方式。

(3)患者知晓用药及治疗情况,配合治疗。

(4)患者情绪稳定。

第三节　消化内科护理

一、消化系统疾病常规护理

消化系统疾病包括食管、胃、肠、肝、胆、胰等脏器的器质性和功能性疾病,临床上十分常见。主要症状为厌食或食欲减退、恶心与呕吐、嗳气、咽下困难、烧灼感与胃灼热、腹痛、腹胀、腹泻、里急后重、便秘、呕血、黑粪与便血、黄疸等。

（一）一般护理

1.休息

合理安排患者生活,避免精神紧张、劳累,急性期卧床休息,恢复期适当活动,注意腹部保暖。

2.饮食

给予清淡易消化饮食,避免刺激性食物,忌烟、酒。

3.术前术后护理

指导患者各项检查术前术后护理和注意事项、配合方法。

4.消化系统常见症状护理

(1)呕吐护理。①监测失水征象:生命体征、出入量、皮肤黏膜弹性、实验室检查结果。②呕吐观察及处理:观察呕吐物的颜色、量、性质、气味等。患者呕吐时,帮助其坐起或侧卧,头偏向一侧,以免误吸。呕吐结束给予漱口。及时更换污染衣物、被褥,保持清洁。③药物治疗:纠正水电解质及酸碱平衡紊乱。④安全护理:告知患者突然起身时可能会出现头晕、心悸等不适。指导患者坐起时动作缓慢,以免发生直立性低血压。

(2)腹痛护理。临床上一般将腹痛按起病急缓、病程长短分为急性与慢性腹痛。急性腹痛多由腹腔脏器的急性炎症、扭转或破裂,空腔脏器梗阻或扩张,腹腔内血管阻塞等引起;慢性腹痛的病因常为腹腔脏器的慢性炎症、腹腔脏器包膜的张力增加、消化性溃疡、胃肠神经功能紊乱、肿瘤压迫及浸润等。①腹痛监测:观察并记录腹痛的部位、性质及程度,发作的时间、频率、持续时间等;观察药物或非药物止痛治疗效果。②非药物性缓解疼痛方法:能减轻患者的焦虑、紧张,提高其疼痛阈值和对疼痛的控制感。行为疗法:指导式想象、深呼吸、音乐疗法等;局部热疗法:除急腹症外,对疼痛局部可用热水袋进行热敷,从而解除肌肉痉挛而达到止痛效果;针灸止痛:根据不同病情、疼痛性质和部位选择针灸穴位。③用药护理:遵医嘱给予药物治疗,观察用药反应。急性剧烈腹痛诊断未明时,不可随意使用镇痛药物,以免掩盖症状,延误病情。④生活护理:急性剧烈腹痛患者应卧床休息,加强巡视,协助患者取适当的体位。烦躁不安者应采取防护措施,防止坠床等意外发生。

(3)腹泻护理。正常人排便习惯多为每天 1 次,有的人每天 2～3 次或每 2～3 天一次,只要粪便的性状正常,均属正常范围。腹泻指排便次数多于平日习惯的频率,粪质稀薄。腹泻多由于肠道疾病引起,其他原因有药物、全身性疾病、过敏和心理因素等。发生机制为肠蠕动亢进、肠分泌增多或吸收障碍。①病情观察:观察记录排便情况及伴随症状。②饮食护理:指导患者饮食以少渣、易消化食物为主,避免生冷、多纤维食物。③用药护理:遵医嘱给予药物治疗,观察用药反应。④生活护理:急性起病、全身症状明显的患者应卧床休息,注意腹部保暖;排便后应用温水清洗肛周,保持清洁干燥;做好心理护理,稳定患者情绪。

(4)吞咽困难。吞咽困难(dysphagia)指固体或液体食物从口腔运送至胃的过程中受阻而产生咽部、胸骨后的梗阻感或停滞感。按吞咽困难的部位可分为口咽性吞咽困难和食管性吞咽困难两类。多见于咽、食管及食管周围疾病,如咽部脓肿、食管癌、胃食管反流病、贲门失弛缓症,风湿性疾病如系统性硬化症累及食管,神经系统疾病,以及纵隔肿瘤、主动脉瘤等压迫食管。

(5)嗳气。嗳气(eructaion)指消化道内气体(主要来自食管和胃)从口腔溢出,气体经咽喉时发出特殊声响,有时伴有特殊气味,俗称"打饱嗝",多提示胃内气体较多。频繁嗳气可与精神因素、进食过急过快、饮用含碳酸类饮料或酒类有关,也可见于胃食管反流病、食管裂孔疝、慢性胃炎、消化性溃疡、功能性消化不良、胆道疾病等。

(6)反酸。反酸(acid regurgitation)指酸性胃内容物反流至口咽部,口腔感觉到酸性物质。常伴有烧灼感、胸骨后疼痛、吞咽痛、吞咽困难以及间歇性声嘶、慢性咳嗽等呼吸道症状,不伴有恶心、干呕。多由食管括约肌功能不全或食管蠕动功能异常、胃酸分泌过多引起,多见于胃食管反流病和消化性溃疡。

(7)灼热感或胃灼热感。灼热感或胃灼热感(heart burn)是一种胸骨后或剑突下的烧灼感,由胸骨下段向上延伸,常伴有反酸,主要由于炎症或化学刺激作用于食管黏膜而引起。常见于胃食管反流病和消化性溃疡,也可发生于急性心肌梗死和心绞痛。

(8)畏食或食欲减退。畏食或食欲减退(anorexia)指惧怕进食或缺乏进食的欲望。多见于消化系统疾病如消化系统肿瘤、慢性胃炎、肝炎等,也见于全身性或其他系统疾病如严重感染、肺结核、尿毒症、垂体功能减退等。严重食欲减退称为厌食,可导致营养不良。

(9)呕血与黑便。呕血(hematemesis)与黑便(melena)见于上消化道疾病(如食管、胃、十二指肠、胆和胰腺疾病)或全身性疾病导致的上消化道出血,常见病因为消化性溃疡、急性糜烂出血性胃炎、食管胃底静脉曲张破裂和胃癌。上消化道出血者均有黑便,但不一定有呕血。出血部位在幽门以上者常有呕血和黑便,在幽门以下者可仅表现为黑便。但出血量少而速度慢的幽门以上病变亦可仅见黑便;而出血量大、速度快的幽门以下病变可因血液反流入胃,引起恶心、呕吐而出现呕血。

呕血与黑便的颜色、性质亦与出血量和速度有关。呕血呈鲜红色或血块,提示出血量大且速度快,血液在胃内停留时间短,未经胃酸充分混合即呕出;如呕血呈棕褐色咖啡渣样,则表明血液在胃内停留时间长,经胃酸作用形成酸性血红蛋白所致。柏油样黑便,黏稠而发亮,是因血红蛋白中铁与肠内硫化物作用形成硫化铁所致。当出血量大且速度快时,血液在肠内推进快,粪便可呈暗红甚至鲜红色,需与下消化道出血鉴别;反之,空肠、回肠的出血如出血量不大,在肠内停留时间较长,也可表现为黑便,需与上消化道出血鉴别。

（二）病情观察

（1）观察呕吐物及大便颜色、性质及量,必要时送检。

（2）观察腹痛的部位、性质及伴随症状,与饮食的关系。

（3）呕吐、腹泻、呕血、黑便时,应观察并记录血压、脉搏、呼吸及神志情况。

（三）用药护理

（1）观察药物的作用及不良反应,正确执行医嘱。

（2）指导患者正确服药,餐前或者饭后给予碾碎或溶水服用。

（四）健康教育

（1）指导患者保持良好心理状态,遵医嘱服药。

（2）保持规律的饮食习惯,禁烟、酒。

（3）指导患者掌握发病规律性以及复发的症状,复发后及时就诊。

（4）定期复查。

（五）护理质量评价标准

（1）患者叙述疼痛减轻或消失。

（2）患者的腹泻及其伴随症状减轻或消失。

（3）机体获得足够的热量、水电解质和各种营养物质,营养状态改善。

（4）生命体征正常,无失水、电解质紊乱。

二、胃食管反流病护理

胃食管反流病(gastroesophageal reflux disease,GERD)系指胃十二指肠内容物反流入食管,引起不适症状和(或)并发症的一种疾病,包括非糜烂性反流病、糜烂性反流病和 Barrett 食管。形成主要因素有食管下段括约肌抗反流的屏障功能减弱,食管对胃反流物的廓清能力障碍及食管黏膜屏障功能的损害。临床表现为胸骨后烧灼感或疼痛,胃、食管反流,咽下困难等。主要治疗有抑酸,促进胃排空,增加食管下段括约肌张力。该病流行率有明显的地理差异,西欧和北美患病率为 $10\%\sim20\%$,亚洲也在逐年上升。其中,非糜烂性反流病最为常见,约占 70%。

（一）一般护理

1.改善生活习惯

指导患者改变原有的生活方式与饮食习惯,戒烟、酒;减少腹内压增高的因素,如肥胖、便秘、紧束腰带等。

2.心理护理

关心安慰患者,解除患者忧虑,增强治疗信心。

3.饮食护理

给予易消化食物,尽量少进食稀饭、山芋等增加胃酸分泌的食物,少吃多餐。避免睡前 2 h

进食,餐后不宜立即卧床。睡眠时背部抬高 15～20 cm。避免进食使食管下括约肌(LES)功能降低的食物,如高脂肪、巧克力、咖啡、浓茶等。

(二)病情观察

观察患者疼痛部位、性质、程度、持续时间及伴随症状。老年患者需与心绞痛相鉴别。

(1)指导并协助患者减轻疼痛,如保持环境安静、舒适,减少对患者的不良刺激和心理压力,取舒适体位,指导患者腹式呼吸。保持情绪稳定,指导患者分散注意力。

(2)观察患者食管外症状如咽喉炎、咳嗽、哮喘及吞咽困难,做好解释工作,缓解患者的紧张情绪。

(三)用药护理

(1)促进胃动力药物。多潘立酮、莫沙必利等可增加 LES 压力,改善食管蠕动功能,促进胃排空,应在餐前 30 min 服用。

(2)抗酸药(铝镁加混悬液)。应饭后 1 h 后和睡前服用,片剂应咀嚼后服用,乳剂服用前充分混匀,避免与奶制品同时服用,指导患者勿加水冲服。

(3)抑酸药。H_2 受体拮抗剂应在餐中或餐后立即服用,也可一天剂量在睡前服用。与抗酸药间隔 1 h 以上。质子泵抑制剂饭前服用,抗生素饭后服用,遵医嘱按疗程服用,注意用药后的反应。质子泵抑制剂(奥美拉唑)用药初期可引起头晕,嘱患者服药后避免开车、高空作业。

(四)健康教育

(1)疾病知识指导。向患者及其家属讲解生活方式与疾病的关系,告知导致 LES 压力降低的各种因素。指导患者适当控制体重,进行适当体育锻炼,避免劳累。

(2)禁止饮酒、吸烟。

(3)指导正确服药,根据医嘱停药或减量,如出现胸骨后烧灼感、胸痛、吞咽不适加重,应及时就诊。

(五)护理质量评价标准

(1)患者能自己选择符合饮食要求的食物,保证每天所需热量、蛋白质、维生素等营养成分的摄入。

(2)正确服药,了解药物的作用及服药方法。

(3)患者情绪稳定,睡眠体位正确。

三、消化性溃疡护理

消化性溃疡(peptic ulcer)主要指发生在胃和十二指肠的慢性溃疡,包括胃溃疡(gastric ulcer,GU)和十二指肠溃疡(duodenal ulcer,DU)。溃疡的形成有各种因素,其中胃酸/胃蛋白酶对黏膜的消化作用是基本因素,是一种多发病、常见病,主要表现为腹痛及反酸、嗳气、恶心、呕吐、食欲减退等消化不良症状。治疗上主要为降低胃酸、保护胃黏膜、根除幽门螺杆菌(Hp)治疗。临床上 DU 较 GU 多见,两者比约为 3∶1,DU 好发于青壮年,GU 好发于中老年。男性患病较女性多,秋冬和春夏之交是该病的好发季节。

(一)一般护理

(1)向患者讲解季节变化、情绪波动、饮食失调对消化性溃疡的发生、发展均有重要影响。

鼓励患者应保持乐观的心理状态。生活规律,劳逸结合,避免过度的精神紧张,无论是在溃疡活动期还是缓解期都很重要。

(2)溃疡活动期症状较重时,卧床休息,症状轻者可鼓励其适当活动,注意生活规律和劳逸结合,避免剧烈活动以降低胃的分泌及蠕动。

(3)了解患者疼痛特点,如有典型节律,可按其特点指导缓解疼痛的方法;如十二指肠溃疡系空腹痛或午夜痛,指导患者准备制酸性食物在疼痛前进食或服用抗酸药物防止疼痛的发生。也可采用局部热敷或针灸止痛。

(4)烟、酒是刺激溃疡发病的因素,对于嗜烟酒的患者,应积极鼓励患者戒烟、酒;对于不吸烟的患者,嘱其拒绝二手烟。

(5)定时进餐、少量多餐,使胃内经常有食物存在,起到稀释胃液、中和胃酸的作用,避免粗糙、酸辣等刺激性食物,有利于溃疡愈合。

(6)营养治疗对溃疡病是十分重要的,有营养不良的患者,应供给充足的蛋白质,进食富有营养但又易消化的食物。适量选用脂肪,可以抑制胃酸分泌,但有高脂血症的患者慎用。碳水化合物对胃酸分泌没有影响,可以放心选用。尽量少吃或不吃巧克力、咖啡和可乐类饮料及刺激性调味品,如胡椒、辣椒、咖喱等,急性期更要避免。注意不要偏食,进食不能过快、过烫、过冷,不能暴饮暴食。

(7)饮食。指导患者有规律地定时进食,细嚼慢咽。溃疡活动期每日进食 4~5 餐,少量多餐可中和胃酸,减少胃酸对溃疡面的刺激,避免急食,不宜过饱;选择营养丰富、质软、易消化的食物,如面条、馄饨。多吃新鲜水果和绿色蔬菜,避免咖啡及碳酸饮料。避免刺激性食物,避免食物过烫、过冷;不能暴饮暴食,鼓励其戒烟、酒。

(8)溃疡患者一般不应长期服用阿司匹林类药物,如果需要,请严格遵照医嘱,并同时观察有无溃疡病的发作或加重。

(9)严格遵医嘱用药,注意用药后的反应。

(10)观察腹痛的部位与程度、大便性状,对于突发性剧烈腹痛,应注意有无穿孔并发症。大便呈柏油便或呕血,说明消化道出血,均应及时报告医生。

(11)指导患者及其家属观察粪便颜色,警惕溃疡出血引起的血便或黑便。

(12)同时还应注意患者有无头晕、心悸、出冷汗甚至休克等失血表现,一旦出现,及时就医。

(13)在季节更换时尤其要提醒患者注意饮食规律,劳逸结合,并保持心情舒畅,以防溃疡复发。

(14)心理护理。帮助患者认识和去除病因,给予其心理疏导,帮助其缓解焦虑、恐惧心理,向患者介绍精神因素对溃疡的发生、发展的重要影响,教给患者放松技巧,避免过度紧张引起病情反复。

(二)病情观察

注意观察患者的腹痛部位、时间、性质及与饮食的关系等,以便区别是 GU 还是 DU,及时汇报医生。

(1)观察大便、呕吐物的颜色,警惕溃疡出血,同时还应注意患者有无头晕、心悸、出汗甚至休克的失血表现,如有出血,按消化道出血护理。

（2）当溃疡疼痛持续，进食或用抗酸药后不能缓解，并向背部和上腹部放射，腹肌紧张，有压痛、反跳痛，提示可能出现穿孔，需做好术前准备。

（三）用药护理

1.用药

抗酸药（铝镁加混悬液）应饭后 1 h 和睡前服用；片剂应咀嚼后服用；乳剂服用前充分混匀，避免与奶制品同时服用，指导患者勿加水冲服。H_2受体拮抗剂应在餐中或餐后立即服用，也可一天剂量在睡前服用；与抗酸药间隔 1 h 以上，静脉给药应控制速度，防止速度过快引起低血压和心律失常。

2.特殊治疗

根除 Hp 方案：质子泵抑制剂（PPI）/铋剂＋两种抗生素（克拉霉素/呋喃唑酮或阿莫西林/甲硝唑），疗程 7～10 天。质子泵抑制剂饭前服用，抗生素饭后服用，遵医嘱按疗程服用，注意用药后的反应。质子泵抑制剂（奥美拉唑）用药初期可引起头晕，嘱患者服药后避免开车、高空作业。

3.硫糖铝片

硫糖铝片宜在进餐前 1 天服用，可有便秘、口干、皮疹、眩晕、嗜睡等不良反应。不能与多酶片同服，以免降低两者的效价。

（四）健康教育

（1）讲解引起、加重溃疡的相关因素，使患者保持生活规律，以及乐观的心理状态，劳逸结合。

（2）指导患者合理饮食，少食多餐，避免过烫、过冷、油炸、辛辣等刺激性食物及浓茶、咖啡，戒烟、酒。

（3）指导患者按医嘱正确服药，学会观察药效及不良反应。

（4）观察腹痛的节律及变化，若有呕血及黑便，及时就诊。

（五）护理质量评价标准

（1）护士正确掌握消化性溃疡的健康教育及各种并发症的处理方法。

（2）护士疾病知识宣教落实，患者饮食规律。患者能选择适宜的食物，未见因食物不当诱发疼痛。

（3）患者能正确服药，上腹部疼痛减轻并逐渐消失。

（4）患者能建立合理的饮食方式和结构，营养指标在正常范围内。

四、上消化道大量出血护理

上消化道出血（upper gastrointestinal hemorrhage）是指屈氏韧带（十二指肠悬韧带）以上的食管、胃、十二指肠和胰胆等病变引起的出血，包括胃空肠吻合术后的空肠上段病变所致出血。大量出血是指在数小时内失血量超过 1 000 mL 或循环血容量的 20%。该病的病因主要是消化性溃疡、食管胃底静脉曲张破裂、急性糜烂性出血性胃炎、胃癌等。该病是临床常见急症，主要表现为呕血、黑粪、血便等，并伴有血容量减少引起的急性周围循环障碍。治疗主要是止血，抑制胃酸分泌，补充血容量。

（一）一般护理

(1)大出血时患者绝对卧床休息,平卧位并将下肢略抬高,以保证脑部供血。保持呼吸道通畅,呕血时抬高床头 $10°\sim15°$,头偏向一侧,避免误吸。必要时吸氧。

(2)做好心理护理,安慰患者,说明安静休息有利于止血。经常巡视病房,大出血时陪伴患者,以缓解患者的紧张情绪,使其有安全感。必要时可遵医嘱酌情给予镇静剂,备好抢救车负压吸引器、麻醉机、三腔两囊管等各种抢救仪器。

(3)基础护理。做好入院风险评估,加强宣教和病房巡视,防止患者跌伤和坠床。保持口腔清洁,做好口腔护理,呕吐后及时漱口,排便次数多者应注意肛周皮肤的清洁和完整。限制活动期间,协助患者完成日常生活活动。卧床者尤其是老年人和重症患者,注意防止压疮。

(4)立即建立静脉通道,宜选择粗大血管,配血备血,迅速补充血容量,采取各种止血治疗及用药等抢救措施。输液开始宜快,可用生理盐水、林格液、羧甲淀粉,配合医生迅速、准确地实施抢救措施,严密观察治疗效果及不良反应。必要时测定中心静脉压来调整输液量和速度,避免因输液、输血过多、过快引起急性肺水肿。肝硬化患者需输新鲜血。

(5)监测生命体征,大出血时根据病情一般每 $30\sim60$ min测量1次生命体征。观察患者有无微循环血流灌注不足的现象,如是否出现烦躁不安、面色苍白、皮肤湿冷、四肢冰凉等。必要时进行心电监护。注意保暖,必要时加盖棉被。

(6)准确记录24 h出入量,疑有休克时应留置导尿管,监测每小时尿量,并保持1 h尿量大于30 mL。

(7)定期复查红细胞计数、血细胞比容、血红蛋白、网织红细胞计数,以了解出血是否停止。

(8)饮食护理。急性大出血伴恶心、呕吐者应禁食,少量出血、呕吐者可进温凉、清淡流质饮食,尤其是消化性溃疡患者。出血停止后改为营养丰富、易消化、无刺激性半流质软食,少量多餐,逐步过渡到正常饮食。

(9)食管胃底静脉曲张破裂出血、急性大出血伴恶心、呕吐者应禁食,止血后1～2天渐进高热量、高维生素饮食,限制钠和蛋白质摄入,避免粗糙、坚硬、刺激性食物,且应细嚼慢咽,防止损伤曲张静脉而再次出血。

(10)进一步明确是否消化道出血,需与鼻出血、吞咽血液、咯血及服用某些药物所致的黑便相鉴别。

(11)及时清理患者的呕吐物或黑便,以减少不良刺激。随时开窗通风,保持空气清新、床单位整洁。

(12)如果需要做内镜下止血或三(四)腔二囊管或手术治疗,则做好相应准备。

(13)安全护理。指导患者坐起、站起时动作缓慢;出现头晕、心慌、出汗时立即卧床休息并告知护士;必要时由护士陪同如厕或暂时改为在床上排便。

（二）病情观察

(1)严密监测神志、心率、血压及呼吸的变化,必要时给予心电监护。

(2)精神和意识状态,如有无精神疲倦、烦躁不安、嗜睡、表情淡漠、意识不清甚至昏迷。

(3)观察皮肤和甲床的色泽、肢体温暖或湿冷、周围静脉特别是颈静脉充盈情况。

(4)准确记录出入量,疑有休克时留置导尿管,测每小时尿量,应保持尿量＞30 mL/h。

（5）观察并记录患者呕吐物、分泌物、大便的颜色、性质及量，评估其是否有活动性出血和再出血征兆。

（6）定期复查血红蛋白浓度、红细胞计数、血细胞比容、网织红细胞计数、血尿素氮、大便隐血，以了解贫血程度、出血是否停止。

（7）监测血清电解质和血气分析的变化。

（8）周围循环状况。观察周围循环衰竭的临床表现对估计出血量有重要的价值，关键是动态观察患者的心率、血压。

（9）出血量估计。详细询问呕血和黑便发生时间、次数、量及性状，以便估计出血量和速度。①大便隐血试验阳性提示每天出血量＞5 mL。②出现黑便表明每天出血量＞50 mL，一次出血后黑便持续时间取决于患者排便次数，如每天排便 1 次，粪便色泽约在 3 天后恢复正常。③胃内积血量达 250～300 mL 时可引起呕血。④一次出血量在 400 mL 以下时，可因组织液与脾贮血补充血容量而不出现全身症状。⑤出血量超过 400 mL，可出现头晕、心悸、乏力等症状。⑥出血量超过 1 000 mL，临床即出现急性周围循环衰竭的表现，严重者可引起失血性休克。

（10）继续或再次出血判断。观察中出现下列迹象，提示有活动性出血或再次出血。①反复呕血，甚至呕吐物由咖啡色转为鲜红色。②黑便次数增多且粪质稀薄，色泽转为暗红色，肠鸣音亢进。③周围循环衰竭的表现经充分补液、输血而改善不明显，或好转后又恶化，血压波动，中心静脉压不稳定。④血红蛋白浓度、红细胞计数、血细胞比容持续下降，网织红细胞计数持续升高。⑤在补液足够、尿量正常的情况下，血尿素氮持续或再次升高。⑥门静脉高压的患者原有脾大，在出血后常暂时缩小，如不见脾恢复肿大亦提示出血未止。

（11）患者原发病病情观察。例如，肝硬化并发上消化道出血的患者，应注意观察有无并发症，如感染、黄疸加重、肝性脑病等。

（三）食管胃底静脉曲张破裂出血特殊护理

1.饮食护理

活动性出血时应禁食。止血后 1～2 天渐进高热量、高维生素流质饮食，限制钠和蛋白质摄入，避免粗糙、坚硬、刺激性食物，且应细嚼慢咽，防止损伤曲张静脉而再次出血。

2.三（四）腔二囊管的应用与护理

熟练的操作和插管后的密切观察及细致护理是达到预期止血效果的关键。

（1）将食管引流管、胃管连接负压吸引器或定时抽吸，观察出血是否停止，并记录引流液的性状、颜色及量。

（2）经胃管冲洗胃腔，以清除积血，可减少氨在肠道的吸收，以免血氨升高而诱发肝性脑病。

（3）出血停止后，放松牵引，放出囊内气体，保留管道继续观察 24 h，未再次出血可考虑拔管，对昏迷患者亦可继续留置管道用于注入流质食物和药液。

（4）拔管前口服液状石蜡 20～30 mL，润滑黏膜及管、囊的外壁，抽尽囊内气体，以缓慢、轻巧的动作拔管。

（5）留置管道期间，定时做好鼻腔、口腔的清洁，用液状石蜡润滑鼻腔、口唇。床旁备用三（四）腔二囊管、血管钳及换管所需用品，以便紧急换管时用。

（6）留置气囊管给患者以不适感，有过插管经历的患者尤其易出现恐惧或焦虑感，故应多巡视、陪伴患者,解释该治疗方法的目的和过程,加以安慰和鼓励,取得患者的配合。

(7)防创伤:留置三(四)腔二囊管期间,定时测量气囊内压力,以防压力不足而不能止血,或压力过高而引起组织坏死。气囊充气加压 12～24 h 应放松牵引,放气 15～30 min,如出血未止,再注气加压,以免食管胃底黏膜受压时间过长而发生糜烂、坏死。

(8)防窒息:当胃囊充气不足或破裂时,食管囊和胃囊可向上移动,阻塞于喉部而引起窒息,一旦发生,应立即抽出囊内气体,拔出管道。

(9)防误吸:应用四腔管时可经食管引流管抽出食管内积聚的液体,以防误吸引起吸入性肺炎;床旁备弯盘、纸巾,供患者及时清除鼻腔、口腔分泌物,并嘱患者勿咽下唾液等分泌物。

(四)用药护理

(1)生长抑素持续滴入时,用输液泵或注射泵严格控制滴速,注意有无眩晕、面部潮红、呕吐等不适。

(2)血管升压素可引起腹痛、血压升高、心律失常、心肌缺血,甚至发生心肌梗死,故滴注速度应准确,并严密观察不良反应。患有冠心病的患者忌用血管升压素。

(3)抑制胃酸分泌药物。质子泵抑制剂,每 8～12 h 一次,观察有无头痛、头晕、腹泻、腹痛、皮疹等不适。

(五)健康教育

(1)注意饮食卫生和进食规律,避免粗糙、刺激性食物,戒烟、酒。

(2)生活规律,劳逸结合,保持心情愉快。

(3)帮助患者及其家属掌握自我护理的有关知识,减少再度出血的危险。

(4)患者及其家属学会早期识别出血征象及应急措施,出现头晕、心悸等不适,或呕血、黑便时,应立即卧床休息,保持安全,减少身体活动。

(六)护理质量评价标准

(1)患者了解出血的原因及预防措施。

(2)患者了解饮食、休息的重要性。

(3)护士观察病情及时准确,抢救配合迅速。

(4)护理措施落实,无护理并发症。

五、炎症性肠病护理

炎症性肠病(inflammatory bowel disease,IBD)是一种特发性肠道炎症性疾病,包括溃疡性结肠炎(UC)和克罗恩病(CD)。该病病因尚未完全明确,目前认为是多因素相互作用的结果,主要包括遗传、感染、环境和免疫因素。主要表现为腹泻和黏液脓血便、腹痛伴里急后重等症状。瘘管形成是 CD 的特征性体征。治疗主要是阻断炎症反应和调节免疫功能。临床上性别在 UC 发病中无差别,CD 则女性高于男性。发病呈双峰分布,15～30 岁为第 1 个发病高峰,60～80 岁为第 2 个较低的发病高峰。

(一)一般护理

1.保证休息

轻症者注意休息,减少活动量,防止劳累;重症者应卧床休息,保证睡眠,以减少肠蠕动,减轻腹泻、腹痛症状。

2.饮食

给予营养丰富、易消化、无刺激性饮食,如鱼汤、蒸蛋糕等清淡食物,避免食用刺激性食物,急性发展期患者应进流质或半流质饮食,禁食冷饮、水果、牛奶和乳制品,减轻对肠黏膜的刺激,供给足够的热量,维持机体代谢的需要,减轻黏膜的炎症,防止肠出血等并发症。病情严重者应禁食,按医嘱给予静脉高营养,利于炎症减轻。定期对患者进行营养状况监测,以了解营养改善状况。

3.对症护理

(1)腹泻护理。全身症状明显的患者应卧床休息,注意腹部保暖,加强肛周皮肤的护理,排便后应用温水清洗肛周,保持清洁干燥,涂无菌凡士林或抗生素软膏以保护肛周皮肤,或促进损伤处愈合。稳定患者情绪,以减轻症状。

(2)疼痛护理。给患者耐心解释疼痛的原因,缓解其焦虑、恐惧等不良情绪,使其增强自信心,配合治疗。教给患者缓解疼痛的方法,如放松、转移注意力,必要时给予药物止痛。

4.心理护理

由于病因不明,病情反复发作,迁延不愈,常给患者带来痛苦,尤其是排便次数的增加,给患者的精神和日常生活带来很多困扰,易产生自卑、忧虑,甚至恐惧心理。应鼓励患者树立信心,以平和的心态应对疾病,自觉地配合治疗。帮助患者及其家属认识患者的实际健康状态,明确精神因素对疾病的影响。

(二)病情观察

(1)观察腹痛的性质、部位、范围与进食、服药、精神紧张、劳累的关系,必要时给予镇静药。并发中毒性巨结肠、肠穿孔、肠梗阻、大量反复消化道出血时,应及时通知医生,并积极配合处理。

(2)观察腹泻的次数、性质及伴随症状。

(3)按医嘱及时、正确地留取大便标本送检,监测大便检查结果。

(4)观察体温及热型,监测体重、血常规、血清蛋白、电解质等指标。

(三)用药护理

(1)遵医嘱给予美沙拉秦(5-氨基水杨酸)、糖皮质激素、免疫抑制剂等治疗,注意药物的疗效及不良反应,如应用5-氨基水杨酸时,可能引起轻微胃部不适,偶有恶心、头痛、头晕及肝肾功能损害,服药时要整粒吞服,绝不可嚼碎或压碎。

(2)嘱患者餐后服药,服药期间定期复查肝肾功能损害;应用糖皮质激素,要注意激素不良反应,如感染、骨质疏松,不可随意停药,防止反跳现象。服用激素期间,注意个人卫生,避免到人多的地方,防止感染。

(3)应用硫唑嘌呤时,患者可出现骨髓抑制,注意监测白细胞计数。

(四)健康教育

(1)鼓励患者树立战胜疾病的信心,以平和的心态应对疾病。

(2)指导患者合理选择饮食,摄入足够的营养,避免多纤维及刺激性食物,忌冷食。

(3)指导患者合理休息与活动。

（4）嘱患者坚持治疗,正确服药,不要随意更换药物或停药。教会患者识别药物不良反应。

（五）护理质量评价标准

（1）护士正确掌握患者正规用药、药物不良反应、并发症的观察及健康教育的方法。

（2）患者情绪稳定,正确服药,饮食合理。

（3）护士疾病知识宣教落实。

六、急性胰腺炎护理

急性胰腺炎(acute pancreatitis,AP)是多种病因导致胰酶在胰腺内被激活后引起胰腺组织自身消化、水肿、出血甚至坏死的炎症反应。临床以急性上腹痛、恶心、呕吐、发热和血胰酶升高等为特点。病变程度轻重不等,轻者以胰腺水肿为主,临床多见,病情常呈自限性,预后良好,又称为轻症急性胰腺炎。少数患者胰腺出血坏死,常继发感染、腹膜炎和休克等,病死率高,称为重症急性胰腺炎。病因主要有胆石症、酗酒、外伤、胰管梗阻、暴饮暴食、代谢性疾病、感染等。主要治疗是抑制胰腺分泌,抑制胰酶活性,减少胰酶合成,镇痛,抗感染。

（一）一般护理

（1）绝对卧床休息,协助患者取弯腰、屈膝侧卧位以减轻疼痛;疼痛剧烈辗转不安时注意安全,使用床栏,防止坠床。

（2）饮食护理。急性期禁食、禁水,防止食物及酸性胃液进入十二指肠,刺激胰腺分泌消化酶,加重胰腺炎症。①禁食和胃肠减压:轻症急性胰腺炎经过3～5天禁食和胃肠减压,当疼痛减轻、发热消退,以及白细胞计数和血、尿淀粉酶降至正常后,即可先给予少量无脂流质饮食。②禁食期间,每天应补液3 000 mL以上以补充血容量,胃肠减压时液体量应适量增加,注意补充电解质,维持水电解质平衡。③鼻腔肠管护理:若患者禁食、禁饮超过1周,可以考虑在X线指导下经鼻腔置空肠营养管,实施肠内营养。④腹痛和呕吐基本消失、胰腺功能正常后,进清淡流食,如米汤、藕粉、杏仁茶等,但禁油脂饮食。症状缓解后,可选少量优质蛋白质,每日供25 g左右,以利于胰腺的修复。

（3）建立静脉通道,给予胃肠外营养,并给予抗炎、解痉镇痛、抑酸、抑制或减少胰腺分泌的治疗。

（4）监测生命体征及血清淀粉酶(正常值小于120 U/L)变化,观察腹痛体征,有无恶心、呕吐、黄疸等症状,并给予对症处理。

（5）准确记录24 h出入量,包括胃肠减压引流及呕吐量,并注意观察性状。

（6）监测血糖变化,因为有些重症胰腺炎 β 细胞遭破坏,胰岛素分泌减少,导致少数患者出现永久性糖尿。

（7）注意患者有无抽搐,因为急性重症胰腺炎患者常伴发低钙血症。必要时给予静脉缓慢推注葡萄糖酸钙。

（8）治疗过程中应警惕有无消化道出血、休克、急性呼吸衰竭、急性肾衰竭、循环衰竭等情况,若发生上述情况,应及时对症处理。

（9）护理过程中要观察患者的心理变化,给予患者安慰和鼓励,帮助患者完成各项检查并能配合治疗。在病情许可的条件下,针对患者的情况进行卫生宣教。

（二）病情观察

（1）给予心电监护，观察患者生命体征、尿量和神志变化，注意血尿淀粉酶的动态变化以了解疾病的进展，注意腹部症状及体征，疼痛的部位、持续时间、性质、程度及反射部位，以及有无伴随症状。

（2）观察并记录呕吐物、大便颜色、性质及量。

（3）胃肠减压护理。妥善固定，防管道脱落；保持胃肠减压有效负压状态，保持引流管的通畅，观察引流液的颜色、性质及量，准确记录出入量。加强管道的评估管理，向患者说明置管及负压引流的意义，防止非计划拔管。

（4）疼痛持续伴高热警惕并发胰腺脓肿；腹痛剧烈，腹肌紧张、压痛和反跳痛明显提示并发腹膜炎，应通知医生及时处理。

（5）防治低血容量性休克。如患者出现神志改变、脉搏细弱、血压下降、尿量减少、皮肤黏膜苍白、冷汗等低血容量性休克的表现，应积极配合医生进行抢救。①迅速准备好抢救用物，如静脉切开包、人工呼吸器、气管切开包等。②患者取平卧位，注意保暖，给予氧气吸入。③尽快建立静脉通路，必要时静脉切开，按医嘱输注液体、血浆或全血，补充血容量。④如循环衰竭持续存在，按医嘱给予升压药，注意患者血压、神志及尿量的变化。

（三）用药护理

（1）腹痛剧烈者，可遵医嘱给予镇痛药哌替啶，但哌替啶反复使用可致成瘾，禁用吗啡，以防引起 Oddi 括约肌痉挛，加重病情。

（2）落实疼痛评估要求，评估用药前、后患者疼痛有无减轻，疼痛的性质和特点有无改变。

（3）生长抑素应用输液泵或注射泵持续泵入时，注意有无眩晕、面部潮红、呕吐等不适。注意观察注射泵或输液泵的速度是否符合要求。

（4）予以生大黄胃管注入或者灌肠后，观察腹痛腹胀有无缓解、肛门有无排便排气情况。

（四）健康教育

（1）向患者及其家属介绍本病的主要诱发因素和疾病过程，积极治疗胆道疾病。

（2）指导患者合理饮食，养成规律进食习惯，避免暴饮暴食。疼痛缓解后，应从少量低脂、低糖饮食开始逐渐恢复正常饮食，应避免刺激性强、产气多、高脂肪和高蛋白食物，戒烟、酒，限制茶、咖啡、调味食物，防止复发。

（五）护理质量评价标准

（1）患者掌握禁食及后期合理饮食的重要性。

（2）保持有效胃肠减压，管道通畅。

（3）护理人员观察病情细致，能及时准确用药，无用药不良反应。

（4）患者能积极治疗胆道疾病。

（5）护理人员疾病知识宣教落实。

七、肝硬化患者护理

肝硬化（hepatic cirrhosis）是一种常见的由不同病因引起的肝慢性进行性弥漫性病变，是在肝细胞广泛变性和坏死基础上产生肝纤维组织弥漫性增生，并形成再生结节和假小叶，导致正常肝小叶结构和血管解剖的破坏。引起肝硬化的原因很多,在国内以乙型病毒性肝炎最为常见,在国外则以酒精中毒最为常见。代偿期主要表现为乏力、食欲减退、腹胀不适,失代偿期出现肝衰竭和门静脉高压,此时可出现黄疸、腹水及消化道出血和肝性脑病等并发症。该病无特效治疗,关键在于早期诊断,针对病因给予相应处理,阻止肝硬化进一步发展,后期积极防治并发症。临床上以 35～50 岁男性多见,起病和病程缓慢,可能隐伏数年至十数年之久(平均 3～5 年)。

（一）一般护理

1.劳逸结合

肝功能代偿期患者注意劳逸结合,避免劳累与感染。肝硬化并发感染时,须绝对卧床休息,解除精神紧张;有腹水者,如呼吸困难,应取半卧位。下肢水肿严重时,可协助抬高患肢,以消退水肿。关注患者安全,防止因乏力或腹水量多而导致跌倒碰伤关节。

2.心理护理

关心安慰患者,解除患者忧虑心理状态,使其增强治疗信心。

3.饮食护理

既保证营养又遵守必要的饮食限制是改善肝功能,延缓病情进展的基本措施。饮食治疗原则:高热量、高蛋白、高维生素、易消化饮食,严禁饮酒,适当摄入脂肪,不宜过多摄入动物脂肪,并根据病情变化及时调整。如进食量不足以维持患者的营养,可酌情由静脉输血浆以及血浆白蛋白等。

（1）蛋白质:是肝细胞修复和维持血浆清蛋白正常水平的重要物质基础,应保证其摄入量。蛋白质来源以豆制品、鸡蛋、牛奶、鱼、鸡肉、瘦猪肉为主。血氨升高时应限制或禁食蛋白质,待病情好转后再逐渐增加摄入量,并选择植物蛋白,如豆制品,因其含蛋氨酸、芳香氨基酸和产氨氨基酸较少。

（2）维生素:新鲜蔬菜和水果含有丰富的维生素,如番茄、柑橘等富含维生素 C,日常食用以保证维生素的摄取。

（3）限制钠和水的摄入:有腹水者应限制钠的摄入（1.0～1.5 g/d）,进水量限制在每天 1 500 mL 左右。严重腹水者,每日食盐量控制在 500 mg 以内,水摄入量在 1 000 mL 以内。

（4）避免损伤曲张静脉:食管胃底静脉曲张者应食肉末、菜泥等软食,进餐时细嚼慢咽,咽下的食团宜小且外表光滑,切勿混入糠皮、鱼刺、甲壳等坚硬、粗糙的食物,以防损伤曲张的静脉导致出血。饮食要细软,烹调方式以蒸、煮、炖为宜。不宜进食过热食物以防止并发出血。

4.皮肤护理

肝硬化患者抵抗力低下,易并发感染,特别是水肿患者应注意预防压疮。有黄疸时可有皮肤瘙痒,注意沐浴时水温不宜过高,避免使用有刺激性的皂类和沐浴液;嘱患者勿搔抓。

5.口腔护理

保持口腔清洁,指导检查患者是否应用软毛牙刷,必要时给予口腔护理。

6.腹腔穿刺放腹水护理

（1）术前说明注意事项,测量体重、腹围、生命体征,排空膀胱以免误伤。

（2）术中及术后监测生命体征,观察有无不适反应,大量腹水者可取半卧位,以使膈肌下降,减轻呼吸困难。

（3）术毕用无菌敷料覆盖穿刺部位，如有溢液，可用吸收性明胶海绵处置；术毕记录抽出腹水的量、性质和颜色，腹水培养接种应在床旁进行，每个培养瓶至少接种 10 mL 腹水，及时送检标本。

（4）不宜反复、多次、大量放腹水。

7. 遵医嘱服药

忌乱用药，尤其是成分不明的中药，以免加重肝脏负担。指导患者按时、按量服药，有食管胃底静脉曲张的患者口服药应研碎服，以免碰破曲张静脉出血。

8. 隔离护理

乙肝后肝硬化患者若处在乙肝病毒活动期，应遵医嘱进行接触隔离。

9. 监测指标

密切观察患者神志及一般状况，监测生命体征及血、尿、便常规，血电解质，肝、肾功能等指标的变化。

（二）病情观察及症状护理

（1）观察患者神志、意识，如出现性格和行为改变、烦躁不安、嗜睡、双上肢扑翼样震颤等提示肝性脑病的发生。

（2）观察出血及黄疸，注意有无牙龈出血、鼻出血，皮肤黏膜有无出血点，紫癜，黄染及尿色变化。

（3）观察患者生命体征及腹部体征变化。记录呕吐物、大便颜色、性质及量。

（4）观察腹水和下肢水肿的消长，准确记录出入量，测量腹围、体重。

（5）监测血清电解质和酸碱度的变化，以及时发现并纠正水电解质、酸碱平衡紊乱，防止肝性脑病、肝肾综合征的发生。

（三）用药护理

（1）指导按时、按量服药，并告知口服药研碎或溶水后服用。

（2）应用利尿剂时特别注意维持水电解质和酸碱平衡。利尿速度不宜过快，每天体重减轻一般不超过 0.5 kg，有下肢水肿者每天体重减轻不超过 1 kg。

（四）健康教育

（1）合理安排作息时间，保证充足睡眠，防止便秘，减少有害物质的产生诱发肝性脑病，避免应用对肝脏有害的药物。

（2）心理调适。患者应十分注意情绪的调节和稳定，在安排好身体调理的同时勿过多考虑病情，遇事豁达开朗，树立治病信心，保持愉快心情。

（3）饮食调理。切实遵循饮食治疗原则和计划。

（4）注意保暖和个人卫生。

（5）沐浴时应注意避免水温过高，或使用有刺激性的皂类和沐浴液，沐浴后可使用性质柔和的润肤品；皮肤瘙痒者给予止痒处理，嘱患者勿抓搔，以免皮肤破损。

（6）定期门诊随访，复查肝功能，禁用对肝脏有损伤的药物。

（7）指导家属理解和关心患者，给予精神支持和生活照顾。细心观察，及早识别病情变化，如当患者出现性格、行为改变等可能为肝性脑病的前驱症状时及时就诊。

（五）护理质量评价标准

（1）患者能自己选择符合饮食治疗计划的食物，保证每天所需热量、蛋白质、维生素等营养成分的摄入。

（2）患者及其家属能够掌握正确测量和记录出入量、腹围和体重的方法。

（3）患者皮肤完整，无护理并发症。

（4）护士掌握常见并发症的观察及处理。

八、经内镜逆行胰胆管造影术护理

逆行胆管造影是将内镜插至十二指肠降段，找到十二指肠乳头以后，由内镜活检孔插入造影导管至乳头开口处、胆管或胰管内，注入造影剂，做胆胰管 X 线造影和胆汁、胰液细菌学培养，以及胆道压力及乳头括约肌功能测定等检查。此外，可做乳头括约肌切开术、胆胰管取石碎石术、胆胰管内支架引流术、鼻胆管引流术及胆道蛔虫取出术等治疗。

（一）术前护理

（1）做好解释工作，消除患者的紧张、恐惧心理，促进患者的主动合作。

（2）术前评估患者有无严重的心、肺、脑、肾疾病，检查血压及凝血功能。

（3）术前患者禁食、禁水 8 h，做碘造影剂及抗生素过敏试验。

（4）穿着不宜太厚，并除去金属饰品及义齿以适宜摄片。

（5）术前用药。术前 30 min 遵医嘱肌内注射 654-2 药液 10 mg、安定 10 mg、哌替啶 50 mg。

（二）术后护理

（1）嘱患者卧床休息，给予心电监护监测生命体征至少 6 h。

（2）术后 2 h 及次日凌晨分别查血清淀粉酶，有升高者继续复查，若＞200 U/L，同时伴腹痛、发热，应积极按急性胰腺炎处理。

（3）术后密切观察患者情况，如腹痛呈阵发性加剧，心率＞100 次/分，血压小于 90/60 mmHg，应及时配合医生给予抢救措施。

（4）术后淀粉酶正常且无反复后方可进食，由清淡流质饮食（米汤、藕粉、果汁、菜汤）逐步过渡到低脂流质饮食，再到低脂半流质饮食。

（5）内镜下十二指肠乳头括约肌切开术（EST）后监测患者腹痛情况及有无消化道出血的症状，并注意观察患者大便中有无碎胆石排出。

（6）EST 术后如有鼻胆管引流者，要保持管道通畅，观察并记录引流物的量及色，每日用 250 mL 生理盐水＋16 万单位庆大霉素冲洗管道，以防胆道感染。

（7）注意观察有无并发症如急性胰腺炎、化脓性胆管炎、出血、穿孔等。

（8）鼻胆管引流管护理。①加强管道的评估及管理，检查并应妥善固定引流管，并连接负压吸引器，保持鼻胆管通畅和有效引流。②观察并记录引流液的性状、量以助于判断病情，保证引流通畅。③定期更换引流器，协助医生进行鼻胆管冲洗。

（三）健康教育

（1）指导患者出院后应注意休息，保持良好的饮食习惯，少量多餐，避免暴饮暴食。

（2）告知患者应低脂、低胆固醇、高维生素饮食，多饮水，避免剧烈活动。

（3）每隔 1 周复查血淀粉酶，每隔 1 个月行 B 超检查，以观察肝胆系统情况。如有发热、呕吐、腹痛腹胀及皮肤黄染等情况应及时到医院就诊。

（四）护理质量评价标准

（1）术前患者准备符合检查或治疗的准备要求。

（2）术后护士对病情的观察及记录符合要求。

（3）患者饮食符合要求。

（4）鼻胆管引流通畅，无非计划拔管。

第四节　神经内科护理

一、神经系统疾病患者常见症状与体征的护理

（一）头痛患者护理

1.评估

评估患者头痛的部位、性质、程度、规律、起始与持续时间，头痛发生的方式与经过，加重、减轻或激发头痛的因素，以及伴随的症状与体征。

2.避免诱因

告知患者可能诱发或加重头痛的因素，如情绪紧张、用力行动等，保持外界安静、舒适、光线柔和。

3.选择减缓头痛的方法

如指导患者缓慢深呼吸，听轻音乐、生物反馈治疗，引导式想象，冷、热敷以及理疗、按摩、指压止痛法等。

4.心理支持

理解、同情患者的痛苦，耐心解释，适当诱导，解除其思想顾虑，训练身心放松，鼓励患者树立信心，积极配合治疗。

5.用药护理

指导患者按医嘱服药，告知药物作用、不良反应，让患者了解药物依赖性或成瘾性的特点。如大量使用止痛剂、滥用咖啡因可致药物依赖性。

（二）意识障碍患者护理

1.评估

评估有无意识障碍、相关疾病病史或诱发因素，密切观察患者瞳孔大小、对光反射与生命体征变化。

2.体位

患者取侧卧或头侧仰卧位，颅内高压无禁忌患者，给予抬高床头 15°～30°。

3.加强呼吸道管理

应保持呼吸道通畅,及时给予氧气吸入,及时取下义齿,必要时行机械通气,加强呼吸机相关护理。

4.做好生活护理

口腔护理2～3次/天,每2 h翻身拍背,眼睑不能闭合者,遵医嘱应用眼药水,并用眼垫遮盖患眼。卧气垫床,保持床单位清洁,定时翻身拍背,预防压疮。慎用热水袋,防止烫伤。

5.营养供给

遵医嘱静脉补充营养的同时,给予鼻饲流质饮食,鼻饲时应严格遵守鼻饲的操作规程。

6.监测水、电解质,维持酸碱平衡

意识障碍尤其是昏迷患者遵医嘱输液并及时抽血查电解质,防止因电解质平衡紊乱加重病情。

7.保持大小便通畅

便秘时以开塞露或肥皂水低压灌肠;腹泻时,用烧伤湿润膏或氧化锌软膏保护肛周。

8.安全护理

伴抽搐、躁动、谵妄、精神错乱患者,应加强保护措施,使用床栏,防止坠床;指导患者家属关心体贴患者,预防患者伤人或自伤、外出,及时修剪患者指甲,防止抓伤。

(三)言语障碍患者护理

1.评估

评估患者言语障碍的类型、程度,患者的意识水平、心理状态、精神状态及行为表现,以及以往和目前的语言能力。

2.心理支持

体贴、关心、尊重患者,避免挫伤患者自尊心的言行,鼓励患者克服害羞心理,当患者进行尝试和获得成功后给予表扬;鼓励家属、朋友多与患者交流,营造一种和谐的亲情氛围或语言学习环境。

3.康复训练

由患者、家属及参与语言康复训练的医护人员共同制订语言康复计划,让患者及其家属理解康复目标,根据病情选择适当的训练方法。①失语症训练:口形训练、听理解训练、口语表达训练、书写训练等。②构音障碍训练:松弛训练、发音训练、口面与发音器官训练、语言节奏训练等。③非语言交流方式训练:手势语、画图、交流板或交流手册、电脑交流装置等。

(四)吞咽障碍患者护理

1.评估

评估患者吞咽障碍的分级,包括患者主观上的详细描述及蛙田饮水试验的结果。

2.心理支持

在进行饮食训练的同时,针对不同患者的性格特点进行有的放矢的心理疏导,使患者理解吞咽障碍机制,掌握训练方法,恢复自信意识,积极主动配合训练。

3.康复训练

宜在餐前30 min进行,并进行康复训练教育。

（1）基础训练。①触觉刺激：用手指、棉签、压舌板等刺激面颊部内外、口唇周围、舌部等。②咽部刺激与空吞咽：用棉签蘸冰水刺激软腭、舌根及咽部，让患者做吞咽空气的动作，也可以让患者吞咽冰块。③味觉刺激：用棉签蘸不同味道的液体刺激舌头的味觉。④口、颜面功能训练：屏气-发声运动训练等。

（2）摄食训练：养成良好的进食习惯，一般选择坐位或半坐位，定时、定量，食物密度均匀，有适当的黏性，不易松散且爽滑，咽下后经过食管时容易变形、不易残留在黏膜上。

（五）感觉障碍患者护理

1.评估

评估患者的意识状态与精神状况，了解感觉障碍出现的时间、发展过程、传播的方式、加重或缓解的因素。

2.日常生活护理

保持床单位整洁、干燥，防止感觉障碍的身体部位受压或机械性刺激。避免高温或过冷刺激，慎用热水袋或冰袋，防止烫伤、冻伤，肢体保暖需用热水袋时，应外包毛巾，水温不宜超过50℃，且每30 min查看、更换1次部位，对感觉过敏的患者尽量避免不必要的刺激。

3.心理护理

关心、体贴患者，主动协助日常生活活动，多与患者沟通，取得患者信任，使其正确面对，积极配合治疗和训练。

4.感觉训练

进行肢体的拍打、按摩、理疗、针灸、被动运动，以及各种冷、热、电刺激。如每天用温水擦洗感觉障碍的身体部位，以促进血液循环；让患者闭目寻找停滞在不同位置的患肢的不同部位，多次重复直至找准，这样可以促进患者本体感觉的恢复；还可以通过患侧上肢的负重训练，改善上肢的感觉和运动功能。

（六）运动障碍早期功能康复护理

1.保持良好的功能位置

瘫痪肢体的手指关节应伸展，不可让手握持物品，防止手部反射性握持僵硬；肘关节微曲，上肢关节稍外展。为了防止足下垂，可在足底放一硬枕；为防止下肢外旋，在外侧面可放一支撑物。

2.按摩

按摩包括按、摩、揉、捏四法。顺序应由远心端到近心端。掌握原则为先轻后重、由浅及深、由慢而快，2次/天，每次20 min。对患者的上肢从手指至前臂、肩关节周围，用红花酒精进行轻缓的按摩。

3.被动运动

在生命体征平稳后，无进行性脑卒中发生，应早期进行肢体被动运动，包括肩、肘、指、髋、膝、踝关节的屈曲、伸展及抬举运动。

4.主动运动

当患者神志清楚、生命体征平稳后，可开展床上的主动训练，以利于肢体功能恢复，常见的主动训练方法为Bobath握手、桥式运动、床上移行等。训练由简单到复杂，着重训练瘫痪肢体和软弱肌群。

5.床下训练指导

出血性疾病不能直接由床上卧位到床下站立,而应有一个从床上平卧到半坐位-坐位-双腿放床边坐位-站立的过程。

6.日常生活动作训练

可指导患者进行刷牙、进食、穿脱衣服、拨算珠、捡豆子等活动。

二、神经系统疾病常规护理

(一)一般护理

(1)一般患者卧床休息,病情危重者绝对卧床休息。慢性退行性疾病患者应鼓励下床做轻便活动。昏迷、呼吸道分泌物增多不易咳出者取平卧位或半卧位,头偏向一侧。

(2)给予营养丰富的饮食,多吃新鲜蔬菜及水果,以利于大便通畅。轻度吞咽困难者给予流质或半流质饮食,进食宜慢,防止呛入气管。昏迷、吞咽困难者视病情给予鼻饲饮食。高热及泌尿系统感染者鼓励多饮水。昏迷、偏瘫、癫痫发作者应拉起床栏,防止坠床。

(3)尿潴留者给予导尿,做好护理,防止泌尿系统感染。

(4)保存口腔、皮肤、会阴部的清洁。

(5)瘫痪肢体保存功能位置,各个关节防止过伸及过展,可用夹板等扶托。定时进行按摩、被动运动,鼓励主动运动,预防肌肉萎缩、肢体痉挛畸形。

(6)病情危重者做好护理记录,准确记录出入量。

(7)备好有关的急救器械和药品,并保存其良好的功能。

(二)病情观察

密切观察神志、瞳孔、生命体征、肢体活动以及有无抽搐等,如有变化及时通知医生。昏迷、高热及瘫痪的患者,按相应的护理常规处理。

(三)健康教育

(1)介绍相关疾病的有关知识及注意事项。

(2)坚持功能锻炼。

(3)基础疾病的治疗。

(4)定期复查。

(四)护理质量评价标准

(1)环境安静整洁。

(2)患者情绪良好、心态健康。

(3)患者呼吸道通畅。

(4)护士及时发现病情变化,及时通知医生,做好记录。

(5)安全宣教及时。

(6)无护理并发症。

三、脑梗死(缺血性脑卒中)护理

脑梗死(cerebral infarction,CI)又称缺血性脑卒中,是指各种原因引起脑部血液循环障碍,缺血、缺氧所导致的局限性脑组织的缺血性坏死或软化。临床最常见类型为脑血栓形成和脑栓塞。脑动脉粥样硬化为脑血栓形成最常见的病因。临床表现以猝然昏倒、不省人事、半身不遂、言语障碍、智力障碍为主要特征。治疗原则为尽早改善脑缺血区的血液循环、促进神经功能恢复。

(一)一般护理

(1)急性期卧床2~3周,头部禁用冰袋,平卧位,意识障碍者应加床栏以防坠床。

(2)严密观察意识、瞳孔、生命体征变化。

(3)吸氧,保持呼吸道通畅,及时清除呼吸道分泌物。

(4)导尿者保持会阴部清洁、干燥。

(5)保持大便通畅。

(6)饮食护理。①体位的选择:选择既安全又有利于进食的体位。能坐起的患者取坐位进食,头稍前屈;不能坐起的患者取仰卧位将床头摇起30°,头下垫枕使头部前屈。②食物的选择:选择患者喜爱的营养丰富、易消化的食物,注意食物的色、香、味及温度。为防止误吸,应选择柔软、便于吞咽的食物。③吞咽方法的选择:空吞咽和吞咽食物交替进行;吞咽时头侧向健侧肩部,防止食物残留在患侧梨状隐窝内。④对于不能吞咽的患者,应予鼻饲饮食,并教会照顾者鼻饲的方法及注意事项,加强留置胃管的护理,并做好口腔护理。

(7)防止窒息。因疲劳有增加误吸的危险,所以进食前应注意休息;应保持进餐环境的安静、舒适;告知患者进餐时不要讲话,以避免呛咳和误吸。

(8)加强与患者交流,尤其是失语患者,使其保持情绪稳定,增强恢复生活的信心和能力。

(二)用药护理

(1)溶栓治疗时应观察有无出血,特别是颅内出血;抗凝药物应用时应观察有无皮肤、牙龈等出血。

(2)应用抗血小板聚集的药物,应监测血常规、肝功能和出凝血时间等。

(3)扩管药物使用时,应注意滴速不宜过快,以防静脉炎、低血压等。

(4)使用低分子量肝素钙(钠)时,注意观察下肢有无疼痛、有无呼吸困难及咯血等症状。

(5)甘露醇。①选择较粗大的静脉给药,以保证药物能快速静脉滴注(250 mL 在 15~30 min内滴完),注意观察用药后患者的尿量和尿液颜色,准确记录 24 h 出入量。②定时复查尿常规、血生化和肾功能,观察有无药物结晶阻塞肾小管所致少尿、血尿、蛋白尿及血尿素氮升高等急性肾衰竭表现;观察有无脱水速度过快所致头痛、呕吐、意识障碍等低颅压综合征的表现,并注意与高颅压进行鉴别。

(三)健康教育

(1)对有发病危险因素或病史者,指导其进食高蛋白、高维生素、低盐、低脂、低热量清淡饮食,多食新鲜蔬菜、水果、谷类、鱼类和豆类,保持能量供需平衡。戒烟、限酒。

(2)遵医嘱规则用药,控制血压、血糖、血脂和抗血小板聚集,定期复查。

（3）告知患者改变不良生活方式，坚持每天进行 30 min 以上的慢跑、散步等运动。合理休息和娱乐。

（4）对有短暂性脑缺血发作的患者，指导在改变体位时应缓慢，避免突然转动颈部；洗澡时间不宜过长，水温不宜过高；外出时有人陪伴；气候变化注意保暖，防止感冒。

（5）告知患者及其家属疾病发生的基本病因和主要危险因素、早期症状和及时就诊的指征。

（6）告知患者及其家属康复治疗的知识和功能锻炼的方法，帮助分析和消除不利于疾病康复的因素，落实康复计划，并与康复治疗师保持联系，以便根据康复情况及时调整康复训练方案。

（7）鼓励患者从事力所能及的家务劳动，日常生活不过度依赖他人；告知患者及其家属功能恢复需经历的过程，使患者及其家属克服急于求成的心理，做到坚持锻炼，循序渐进。

（8）嘱家属在物质和精神上对患者提供帮助和支持，使患者感受到来自多方面的温暖，树立战胜疾病的信心。同时，也要避免患者产生依赖心理，增强自我照顾能力。

（四）护理质量评价标准

（1）患者掌握肢体功能锻炼的方法并在医护人员和家属协助下主动活动，肌力增强，生活自理能力提高，无压疮和坠积性肺炎等并发症。

（2）患者能通过非语言沟通表达自己的需求，主动进行语言康复训练，语言表达能力增强。

（3）患者掌握正确的进食或鼻饲方法，吞咽功能逐渐恢复，未发生营养不良、误吸、窒息等并发症。

四、脑出血护理

脑出血（intracerebral hemorrhage，ICH）是指原发性非外伤性脑实质内出血，也称自发性脑出血，占急性脑血管病的 20％～30％，年发病率为（60～80）/10 万人，急性期病死率为 30％～40％，是病死率最高的脑卒中类型。最常见病因为高血压合并小动脉硬化、微动脉瘤或者微血管瘤，其他包括脑血管畸形、脑膜动静脉畸形、淀粉样脑血管病、囊性血管瘤、颅内静脉血栓形成、特异性动脉炎、真菌性动脉炎、烟雾病和动脉解剖变异、血管炎、瘤卒中等。脑出血多见于 50 岁以上有高血压病史者，男性较女性多见，冬季发病率高；体力活动或情绪激动时发病，多无前驱症状；有肢体偏瘫、失语等局灶定位症状和剧烈头痛、喷射性呕吐、意识障碍等全脑症状；发病时血压明显升高。治疗上以脱水降颅压、调节血压、防止继续出血、减轻血肿所致继发性损害、促进神经功能恢复、加强护理防治并发症。

（一）一般护理

（1）保持患者情绪稳定，限制探视。尽量减少病员搬动，绝对卧床休息 2～4 周。急性期卧床 3～4 周，蛛网膜下腔出血者卧床 4～6 周，头部抬高 15°～30°，躁动不安者加置床挡以防坠床。

（2）急性期脑出血发病 24 h 内禁食，24 h 病情平稳可鼻饲流质饮食。可进食者，给予低盐、低脂饮食，多食富含维生素的蔬菜、水果，适量饮水，禁忌辛辣刺激性食物，保持大便通畅。

（3）急性出血期每天床上擦浴 1～2 次，每 2～3 h 应协助患者变换体位 1 次，变换体位时尽量减小头部摆动幅度，以免加重出血。

(4)注意保持床单位整洁、干燥,有条件的应使用气垫床或自动减压床,以预防压疮。

(二)病情观察及症状护理

(1)严密观察意识、瞳孔、生命体征变化、脑疝的前驱症状。如意识障碍加重,头痛剧烈,瞳孔大小不等,血压升高,呼吸、脉搏减慢等及时通知医生,配合抢救,并做好记录。

(2)保持呼吸道通畅,及时清除口鼻腔分泌物,定时翻身、拍背、吸痰,必要时气管切开,按气管切开护理。

(3)加强对胃部应激性溃疡、出血监护,严密观察呕吐物和大便的颜色、性质。

(4)高热、昏迷者按高热、昏迷护理常规进行处理。

(三)潜在并发症

1.脑疝

(1)密切观察瞳孔、意识、体温、脉搏、呼吸、血压等生命体征,如患者出现剧烈头痛、喷射性呕吐、烦躁不安、血压升高、脉搏减慢、意识障碍进行性加重、双侧瞳孔不等大、呼吸不规则等脑疝的先兆表现,应立即报告医生。

(2)配合抢救。立即为患者吸氧并迅速建立静脉通道,遵医嘱快速静脉滴注甘露醇或静脉注射呋塞米。甘露醇应在 15～30 min 内滴完,避免药物外渗。注意甘露醇的致肾衰作用,观察尿量和尿液颜色,定期复查电解质。

2.上消化道出血

(1)病情监测。①观察患者有无恶心、上腹部疼痛、饱胀、呕血、黑便、尿量减少等症状和体征。②观察患者大便的量、颜色和性状,进行大便隐血试验及时发现小量出血。③观察患者有无面色苍白、口唇发绀、皮肤湿冷、烦躁不安、尿量减少、血压下降等失血性休克的表现并配合抢救,遵医嘱补充血容量、纠正酸中毒、应用血管活性药物和 H_2 受体拮抗剂或质子泵抑制剂。

(2)心理护理。告知患者及其家属上消化道出血的原因,安慰患者,消除其紧张情绪,创造安静舒适的环境,保证患者休息。

(3)饮食护理。遵医嘱禁食,出血停止后给予清淡、易消化、无刺激性、营养丰富的温凉流质饮食,少量多餐,防止胃黏膜损伤及加重出血。

(4)用药护理。遵医嘱应用 H_2 受体拮抗剂如雷尼替丁、质子泵抑制剂减少胃酸分泌,冰盐水＋去甲肾上腺素胃管注入止血,枸橼酸铋钾口服保护胃黏膜等。注意观察药物的疗效和不良反应,如奥美拉唑使转氨酶升高、枸橼酸铋钾使大便发黑。

(四)健康教育

(1)疾病恢复期加强肢体功能锻炼,避免关节强直,加强语言功能训练。

(2)建立健康的生活方式,保证充足睡眠,适当运动,避免过度劳累和突然用力。

(3)进低盐、低脂、高蛋白、高维生素饮食;戒烟、酒;养成定时排便的习惯,保持大便通畅。

(4)告知患者及其家属疾病的基本病因、主要危险因素和防治原则,如遵医嘱正确服用降压药物,维持血压稳定。

(5)教会患者及其家属测量血压的方法和对疾病早期表现的识别,发现血压异常波动或无诱因的剧烈头痛、头晕、晕厥、肢体麻木、乏力或语音交流困难等症状,应及时就医。

(6)教会患者及其家属自我护理的方法和康复训练技巧,如向健侧和患侧的翻身训练、桥式运动等肢体功能训练及语言和感觉功能训练的方法。

（五）护理质量评价标准

（1）患者没有发生因意识障碍而并发的误吸、窒息、压疮和感染。

（2）患者发生脑疝、上消化道出血时得到及时发现与抢救。

（3）患者能适应长期卧床的状态，生活需要得到满足。

五、蛛网膜下腔出血护理

蛛网膜下腔出血（subarachnoid hemorrhage，SAH）是多种病因致脑底部或脑表面血管破裂，血液流入蛛网膜下腔引起的一种临床综合征，又称原发性蛛网膜下腔出血。脑实质和脑室出血、硬膜外或硬膜下血管破裂流入蛛网膜下腔者，称为继发性蛛网膜下腔出血。最常见病因为颅内动脉瘤和脑（脊髓）血管畸形。以青壮年多见，女性多于男性，头痛、呕吐、脑膜刺激征阳性为主要临床表现。治疗上脱水降颅压、控制脑水肿、调整血压，预防感染。

（一）一般护理

（1）严格绝对卧床 4～6 周，尽量减少搬动，2 周内头部抬高 15°～30°，应尽量减少探望，保持平和、稳定的情绪。

（2）急性期剧烈呕吐者暂禁食，可以进食后宜缓慢进食，防止呕吐误吸引起窒息或肺部感染。恢复期患者应给予易消化、低盐、低脂、高蛋白食物，保持大便通畅。

（3）告知患者绝对卧床的重要性，使其保持情绪稳定，配合治疗，树立战胜疾病的信心。

（4）意识障碍或出现精神症状的患者，应加床挡或约束带制动，以防止患者自行拔除输液管或胃管及坠床等意外发生。

（5）心理护理。告知患者及其家属疾病的过程与预后，使患者及其家属了解检查的目的等相关知识。耐心向患者解释头痛发生的原因及可能持续的时间，使患者了解随着出血停止和血肿吸收，头痛会逐渐缓解。

（二）病情观察

（1）观察患者头痛情况，如患者出现头部胀痛、针刺样痛、剧烈疼痛等，及时遵医嘱给予降颅压治疗。

（2）观察有无头痛、呕吐、意识障碍等脑水肿、颅内压增高的症状，及时发现脑疝前驱症状，发现后立即通知医生，并协助医生抢救。

（3）对于高热患者应给予物理降温和氧气吸入，以减少脑部耗氧量。中枢性高热者予物理降温，可应用亚低温治疗仪（冰毯）降温。

（4）血管痉挛者遵医嘱使用尼莫地平（尼膜同）。

（三）用药指导

（1）使用防止血管痉挛的药物（如尼莫地平）时，要注意控制速度并监测血压的变化。

（2）甘露醇应快速静脉滴注，注意观察尿的颜色和量，记录 24 h 出入量，定期复查电解质。

（四）潜在并发症——再出血

1.活动与休息

（1）强调绝对卧床 4～6 周并抬高床头 15°～20°，告知患者及其家属绝对卧床休息的重要性,避免搬动和过早下床活动。

(2)保持病室安静、舒适,避免不良的声、光刺激,严格限制探视,治疗和护理活动集中进行。

2.避免诱因

告知患者及其家属应避免导致血压和颅内压升高,进而诱发再出血的各种危险因素,如精神紧张、情绪激动、剧烈咳嗽、用力排便,必要时遵医嘱应用镇静剂、缓泻剂等药物。

3.病情监测

蛛网膜下腔再出血发生率较高。颅内动脉瘤发病后 24 h 内再出血的风险最大,应密切观察患者在症状、体征好转后,有无再次剧烈头痛、恶心、呕吐、意识障碍加重、原有局灶症状和体征重新出现等表现,如发现异常及时报告医生处理。

(五)健康教育

(1)预防再出血。告知患者情绪稳定对疾病恢复和减少复发的意义,使患者遵医嘱绝对卧床并积极配合治疗和护理。指导患者劳逸结合,避免剧烈活动和重体力劳动。

(2)保持情绪稳定,给予高蛋白、高维生素饮食,多食蔬菜、水果,养成良好的排便习惯。

(3)女性患者 1~2 年内避免妊娠和分娩。

(4)向患者及其家属介绍疾病的病因、诱因、临床表现、应进行的相关检查、病程和预后、防治原则和自我护理的方法。

(六)护理质量评价标准

(1)安静舒适的休养环境。

(2)床单位整洁整齐。

(3)病情观察细致,及时通知医生急救。

(4)患者未发生脑疝或脑疝得到控制。

(5)患者情绪稳定,积极配合治疗和护理。

(6)无护理并发症发生。

六、癫痫患者护理

癫痫(epilepsy)是由不同病因导致脑部神经元高度同步化异常放电引起的,以短暂性中枢神经系统功能失常为特征的慢性脑部疾病,是发作性意识丧失的常见原因。因异常放电神经元的位置和异常放电波及的范围不同,患者可表现为感觉、运动、意识、精神、行为、自主神经功能障碍。流行病学资料显示,癫痫的患病率为 5‰,年发病率为(50~70)/10 万,死亡率为(1.3~3.6)/10 万。癫痫可见于各年龄段,青少年和老年是发病的两个高峰阶段。发病原因尚不明确;临床表现的共同特征为发作性、短暂性、刻板性、重复性。治疗以药物治疗为主,控制发作或最大限度地减少发作次数。

(一)一般护理

(1)生活要有规律,保持充足睡眠,成人每日 7~9 h,儿童 8~10 h,避免过度劳累。发作间歇期活动注意安全,有发热先兆者卧床休息。

(2)给予高热量、清淡、易消化饮食,避免过饱,多食鱼、虾、蛋、绿色蔬菜等;忌暴饮暴食和饥饿。

（3）保持心情愉快，情绪平稳。该疾病通过正规治疗是可以控制的。

（4）心理护理。抗癫痫药物均有不同程度的不良反应，长期用药加之疾病的反复发作，为患者带来沉重的精神负担，易产生紧张、焦虑、抑郁、淡漠、易怒等不良心理问题。护士应仔细观察患者的心理反应，关心、理解、尊重患者，鼓励患者表达自己的心理感受，指导患者面对现实，采取积极的应对方式，配合长期药物治疗。

（5）保持呼吸道通畅。置患者于头低侧卧位或平卧位，头偏向一侧，松开领带和衣扣，解开腰带；取下活动性义齿，及时清除口腔和鼻腔分泌物。

（6）癫痫发作期安全护理。①告知患者有前驱症状时立即平卧；活动状态时发作，陪伴者应立即将患者缓慢置于平卧位，防止外伤。切忌外伤，切忌用力按压患者抽搐肢体，以防骨折和脱臼。②癫痫持续状态、极度躁动或发作停止后意识恢复过程中有短时躁动的患者，应由专人守护，加保护性床挡。必要时用约束带适当约束。③遵医嘱立即缓慢静脉注射地西泮，快速静脉滴注甘露醇，注意观察用药效果和有无出现呼吸抑制、肾脏损害等不良反应。

（7）发作间歇期安全护理。①给患者创造安全、安静的休养环境，保持室内光线柔和、无刺激。②床旁桌上不放置热水瓶、玻璃杯等危险物品。③对于有癫痫发作史并有外伤史的患者，在病室内显著位置放置"谨防跌倒，小心舌咬伤"的警示牌，随时提醒患者及其家属和医护人员做好防止发生意外的准备。

（二）病情观察

（1）密切观察生命体征及意识、瞳孔变化。

（2）注意发作过程中有无心率增快、血压升高、呼吸减慢或暂停、瞳孔散大、牙关紧闭、大小便失禁等症状。

（3）观察并记录发作的类型、发作频率与发作持续时间。

（4）观察发作停止后患者意识完全恢复的时间，有无头痛、疲乏及行为异常。

（三）用药护理

（1）遵医嘱用药，不可随意增减药物剂量及停药或换药，坚持长期服药，餐后服用。

（2）用药前进行血、尿常规和肝、肾功能检查，用药期间监测血药浓度并定期复查相关项目，以及时发现肝损伤、神经系统损害、智力和行为改变等严重不良反应。

（3）向患者及其家属介绍用药的原则、所用药物的常见不良反应和应注意的问题，在医护人员指导下增减剂量和停药。

（四）健康教育

（1）向患者及其家属介绍疾病及其治疗的相关知识和自我护理的方法。

（2）患者应充分休息，环境安静舒适，养成良好的生活习惯，注意劳逸结合。

（3）告知患者避免劳累、睡眠不足、饥饿、饮酒、便秘、情绪激动、妊娠与分娩、强烈的声光刺激。

（4）告知患者遵医嘱坚持长期、规律用药，切忌突然停药、减药、漏服药及自行换药，尤其应防止在服药控制发作后不久自行停药。

（5）告知患者坚持复查，首次服药后 5～7 天查抗癫痫药物的血药浓度，每 3～6 个月复查1 次。

（6）每月检查血常规和每季检查肝、肾功能，以动态观察抗癫痫药物的血药浓度和药物不良反应。

（7）告知患者外出时随时携带写有姓名、年龄、所患疾病、住址、家人联系方式的信息卡。在病情未得到良好控制时，室外活动或外出就诊时应有家属陪伴，佩戴安全帽。

（8）特发性癫痫且有家族史的女性患者，婚后不宜生育；双方均有癫痫，或一方有癫痫，另一方有家族史者不宜结婚。

（五）护理质量评价标准

（1）患者安全，采取保护措施，家属了解不宜的工作和生活方式。

（2）长期服药者按时服药及复查，不得自行停药或减量。

（3）护理人员观察病情细致，患者病情变化时积极配合医生处理。

七、急性炎症性脱髓鞘性多发性神经病护理

急性炎症性脱髓鞘性多发性神经病（acute inflammatory demyelinating polyneuropathy, AIDP）又称吉兰-巴雷综合征（Guillain-Barre syndrome, GBS），为急性或亚急性起病的大多可恢复的多发性脊神经根（可伴脑神经）受累的一组疾病。首发症状为四肢对称性无力、由远端向近端发展弛缓性瘫痪、袜套手套样感觉异常等。各年龄组均可发病，起病多为急性或亚急性，男性多于女性，夏秋之交发病率最高，乡村多于城镇。多数患者发病前有1~4周上呼吸道或消化道感染症状。治疗主要有血浆置换疗法，免疫球蛋白应用和糖皮质激素冲击疗法。

（一）一般护理

（1）急性期绝对卧床休息，呼吸肌瘫痪者取平卧位时头偏向一侧。避免剧烈活动，保证充足睡眠。

（2）给予高热量、高蛋白、易消化的流质或半流质饮食；如出现吞咽障碍，及早给予鼻饲流质饮食，防止反流性窒息和坠积性肺炎。

（3）保持情绪稳定，应用激素治疗时可有出汗增多，需要勤更衣擦洗，注意预防感冒。出汗多者需多饮水，补充足够水分。

（4）给氧。持续低流量给氧，并保持输氧管道的通畅。

（5）保持呼吸道通畅，指导半坐卧位，鼓励患者深呼吸和有效咳嗽，协助翻身、拍背或体位引流，及时清除口、鼻腔和呼吸道分泌物，必要时吸痰。

（6）心理护理。该病起病急、进展快，患者常因呼吸费力而紧张、恐惧，害怕呼吸停止，害怕气管切开及恐惧死亡，常表现为躁动不安及依赖心理。护士应及时了解患者的心理状况，主动关心患者，尽可能陪伴在患者身边，耐心倾听患者的感受，告知医护人员认真仔细观察其病情的细微变化，使其情绪稳定、安心和放心休息。

（7）预防并发症。重症GBS因为瘫痪、气管切开和机械通气，往往卧床时间较长，机体抵抗力低下，除容易发生肺部感染、压疮、营养失调外，还可导致下肢静脉血栓形成、肢体挛缩和肌肉失用性萎缩、便秘、尿潴留等并发症。

（二）病情观察

（1）注意呼吸频率、节律与深浅度，如咳嗽无力、呼吸异常则提示呼吸肌麻痹，立即吸氧吸

痰,通知医生,备好简易呼吸气囊或呼吸机进行人工辅助呼吸。保持呼吸道的通畅。

（2）加强护理,多翻身,以防压疮;早期进行肢体功能锻炼。

（3）观察疼痛情况,肢体疼痛严重遵医嘱予镇静剂。

（4）防止因迷走神经受累而引起心搏骤停,注意心率、心律、血压变化,如有心肌损害,控制输液速度,并记录出入液量。

（5）由面神经损伤引起眼睑闭合不全,涂抗生素眼膏,加眼罩或纱布覆盖,以防眼角膜溃疡或结膜炎。

（三）用药护理

（1）根据患者需要和理解能力,对患者进行有针对性的合理用药指导。

（2）遵医嘱给予镇痛药,禁用哌替啶等麻醉性镇痛剂。

（3）激素早期短时应用、大剂量丙种球蛋白静脉应用、血浆交换治疗,一般在发病2周内采用,可减轻症状,减少并发症的发生。遵医嘱应用神经营养药物如辅酶A、弥可保等。

（4）使用糖皮质激素治疗时可能出现应激性溃疡所致消化道出血,应观察有无胃部疼痛不适和柏油样大便等,留置鼻胃管的患者应定时回抽胃液,注意胃液的颜色与性质。

（四）健康教育

（1）消除患者紧张情绪,减少自卑感和焦虑感,使其配合治疗。

（2）指导患者及其家属做瘫痪肢体的按摩和被动运动,坚持肢体功能锻炼,提高生活自理能力。

（3）劝患者戒烟,加强营养,进易消化食物,多食蔬菜与水果。

（4）尽量不去公共场所,预防感冒;避免劳累、受凉;生活要有规律。

（5）告知患者及其家属消化道出血、营养失调、压疮、下肢静脉血栓形成的表现以及预防窒息的方法。当患者出现胃部不适、腹痛、柏油样大便,肢体肿胀疼痛,以及咳嗽、咳痰、发热、外伤等情况时立即就诊。

（五）护理质量评价标准

（1）患者基本生活需要得到满足。

（2）患者呼吸道通畅,呼吸道分泌物能及时排出。

（3）患者体重无明显减轻,皮肤弹性良好,各项营养检查达到正常水平。

第三章　外科护理

第一节　外科疾病手术前后护理

围手术期是指确定手术治疗时起,至与这次手术有关的治疗基本结束为止的一段时间,包括手术前、手术中、手术后三个阶段。手术前期:从患者决定接受手术到将患者送至手术台。手术期:从患者被送上手术台到患者手术后被送入复苏室或病房。手术后期:从患者被送到复苏室或病房至患者出院。手术前期要充分评估患者的情况,不仅要注意外科疾病本身,而且要对患者的全身情况有足够的了解,评估是否存在增加手术危险性或不利于恢复的异常因素,包括可能影响整个病程的潜在因素,如心、肺、肝、肾、内分泌、血液、免疫系统的功能及营养,以及心理状态等。手术损伤可导致患者防御能力下降,术后切口疼痛、禁食及应激反应等均可加重患者的生理、心理负担,可能导致多种并发症的发生。手术后患者的护理重点是预防并发症,减少痛苦与不适,尽快恢复生理功能,促进康复。

一、手术前护理

1.全面检查

配合医生为患者做全面检查,手术前常需做血、尿、便常规,出凝血时间、血型及肝、肾、心、肺功能等检查,以了解患者病情及身体器官的功能状态。

2.评估

评估患者的身心情况,找出护理问题,制订护理计划。大多数患者对即将手术表现出害怕、紧张和不安,呈现焦虑状态和恐惧心理。护士应鼓励患者表达其害怕及担心的事项,耐心、细致地解释患者提出的问题,以通俗易懂的语言,结合患者的病种深入浅出地讲解治疗疾病的有关知识、麻醉方式以及手术后的注意事项。对手术可能留置的氧气导管、引流管、胃肠减压管、胸腔引流管等的重要性均要做详细介绍,同时还可邀请已手术过的患者介绍经验,从而帮助患者正确认识疾病,增强对手术的信心。

3.手术前1天准备

(1)皮肤准备。目的是彻底清洁皮肤,避免手术后伤口感染而影响愈合。协助患者剪指(趾)甲,手术当日手术区域根据需要剪除毛发、清洁皮肤。指导患者全身沐浴、洗头。

(2)药物过敏试验。手术前根据医嘱做好药物过敏试验并记录。过敏试验阳性应在病历上做醒目标记,并通知主管医生。

（3）胃肠道准备。按手术部位、范围及麻醉方式给予不同的肠道准备。①成人择期手术。术前禁食 6～8 h、禁饮 4 h,防止麻醉或术中呕吐引起窒息或吸入性肺炎。②术前一般不限制饮食种类,消化道手术者,术前 1～2 天进食流质饮食。③术前一般无须放置胃管,但消化道手术或某些特殊疾病（急性弥漫性腹膜炎、急性胰腺炎）,应放置胃管。④非肠道手术者,嘱其手术前 1 天晚排便,必要时使用开塞露或用肥皂水灌肠等方法促使残留粪便排出,以防麻醉后肛门括约肌松弛,粪便排出,增加污染机会。⑤肠道手术前 3 天开始做肠道准备。⑥幽门梗阻者,术前洗胃。

（4）饮食。术前 1 天晚餐嘱患者进清淡饮食,晚 12 时禁食,手术前 2～4 h 禁水。

（5）病情观察。测体温、脉搏、呼吸,每日 4 次,注意观察病情变化。如有发热、上呼吸道感染症状、手术区域皮肤化脓感染、女性患者月经来潮等应及时与主管医生联系。

（6）配血。根据不同手术情况,备好足够量的血液制品。

（7）保证休息。护士要保持病室安静、各项治疗操作动作轻柔,为患者创造良好的休息与睡眠环境。睡眠欠佳者可遵医嘱应用镇静药。

（8）适应性训练。指导床上使用便盆的方法;指导练习术中体位;指导患者术前有效咳嗽、咳痰等。

4.皮肤准备

（1）洗浴。术前 1 天下午或晚上,清洗皮肤。腹腔镜手术患者应注意脐部清洁,沐浴前将肥皂水棉球置于脐窝,待污垢软化后用碘伏棉签清除,用肥皂水反复冲洗,切忌使皮肤破损。

（2）备皮。手术区域若毛发细小,可不必剪毛;若毛发影响手术操作,手术前剪除,手术区皮肤准备范围包括切口周围至少 15 cm 的区域。备皮范围:①颈部手术,由下唇至乳头水平线,两侧至斜方肌前缘。②胸部手术,由锁骨上及肩上至脐水平,包括患侧上臂和腋下。③上腹部手术,上起乳头平线,下至耻骨联合,两侧至腋中线。④下腹部手术,上起剑突,下至大腿上 1/3 前内侧,两侧至腋中线,包括会阴部,并注意脐部清洁。⑤腹股沟手术,上起脐平线,下至大腿上 1/3 内侧,两侧至腋中线,包括会阴部。⑥会阴部及肛门手术,上起髂前上棘,下至大腿上 1/3,包括会阴部及臀部,剪去全部阴毛。⑦四肢手术,以切口为中心包括上、下各 20 cm 以上,一般超过远、近端关节或整个肢体。

5.手术当日晨常规准备

（1）测量体温、脉搏、呼吸、血压,询问女性患者有无月经来潮,有异常及时通知医生。

（2）患者更换清洁病员服,排空膀胱。

（3）根据手术需要安置胃管、导尿管等。

（4）患者需取下义齿、眼镜、手表、发卡、耳环、项链等饰物,交患者家属妥善保管。

（5）术前半小时给予抗生素、巴曲酶等药物。

（6）备齐病历、胸腹带、影像检查、术中用药,带至手术室。

（7）与手术室接诊人员做好交接工作。

（8）按手术要求准备床单位和床旁用物。

6.手术后用物准备

根据不同部位手术要求,铺好麻醉床,准备术后用物,如全麻护理盘、氧气、吸引器、胃肠减压器、引流袋及监护仪等。

二、手术后护理

1.妥善安置患者

患者返回病室后,一般需要由 3 人及以上合作将其搬运至病床上。1 个人托住患者头部,另 2 个人分别站于患者两侧,用布兜托起患者至病床,撤走平车。搬运患者时应保护引流管及输液管,动作轻稳,协调一致,避免因体位改变引起呼吸及血压的改变。随后立即测量血压、脉搏、呼吸并记录,根据医嘱连接氧气、胃肠减压管、尿管、引流袋等。询问了解手术中有无发生可能影响手术恢复的情况及合并症、术后需要观察的特殊症状、需要立即执行的医嘱等,注意保暖。

2.保持正确体位

根据不同的麻醉方式及手术部位应采用相应体位。全麻未完全清醒者应平卧头偏向一侧,使口腔中分泌物或呕吐物易于流出;硬膜外麻醉术后应平卧 6 h,以防脑脊液自穿刺点渗出引起头痛;患者麻醉清醒后或腹部手术后 6 h 一般采取半卧位,易于使膈肌下降,同时降低腹壁张力,减轻疼痛。其他根据手术部位和各专科特点决定卧位。协助患者定时翻身变换体位,鼓励早期活动。麻醉清醒前的患者可能出现躁动不安,有拔管、坠床等危险。为保障患者安全,护士应给病床加床挡,必要时使用约束带或根据医嘱给予适量镇静剂。

3.心理护理

如果手术使患者丧失身体的某些部分,如乳房切除、截肢等;或造成外观改变,如结肠造瘘、开颅手术后偏瘫、失语,患者会表现出各种不同的情绪反应。护士应鼓励患者树立战胜疾病的信心,配合治疗与护理。

4.病情观察

(1)严密监测生命体征变化,给予心电监护、氧气吸入。对于大手术、全麻及危重患者,必须密切观察:每 15～30 min 测量一次脉搏、呼吸、血压及瞳孔、神志,直至病情稳定,改为每小时测量或遵医嘱定时测量,并做好记录。

(2)如果手术中有大量血液、体液丢失,在术后早期应监测中心静脉压。对于中等及较大手术,术后遵医嘱记录 24 h 出入量;对于病情复杂的危重患者,应留置尿管,观察并记录每小时尿量。

(3)呼吸系统。由于麻醉药物的作用,患者下颌关节部位的肌肉松弛,易发生舌后坠而阻塞气道或是因痰液及口腔分泌物聚集在喉头、气管而阻塞气道。患者未完全清醒前,一般在患者口腔内放置导气管以免舌后坠阻塞气道,并有利于气道内分泌物的吸出。护士应严密观察患者呼吸情况,评估患者的呼吸速率、深度及性质。浅慢的呼吸可能是呼吸困难的早期征象。待患者完全清醒并恢复吞咽反射后可拔除导气管。指导有效咳嗽、咳痰、缩唇呼吸等,必要时予以雾化吸入、振动排痰等措施,防止坠积性肺炎、肺不张等并发症发生。

(4)心血管系统。注意评估患者血压的变化,脉搏的次数、强弱、规律以及呼吸次数和性质。

患者血压、脉搏、呼吸的变化能够提示有无出血及休克征象。血管疾病手术后应观察远端动脉搏动情况，及早发现有无血栓形成。

（5）泌尿系统。留置尿管，注意尿袋内有无尿液。严格按照无菌操作原则倾倒尿液，必要时记录尿量。尿管位置不当、尿液浑浊有絮状物及引流管打折均可导致尿液排出不畅，发现问题后及时查找原因，做出相应处理。长期留置尿管在拔出前应先夹闭，定时开放，以训练膀胱括约肌的功能，待恢复后方可拔管。拔管后如果患者每次排尿量少且每隔 15～30 min 排出 30～60 mL 尿液，表明有尿潴留，应再予保留导尿。如果患者主诉有尿频、尿急、尿痛及排尿时灼烧感，可能有泌尿系统感染，应急查尿常规，根据医嘱处理；未留置导尿，手术后 6～8 h 如果患者不能自解小便，应检查患者耻骨联合上缘膀胱是否胀满，有无不适感。评估患者是否有尿潴留，如果为尿潴留，应先采取诱导方式，如听流水声、温水冲洗会阴等。确实不能自解小便的患者，予以保留导尿，待膀胱括约肌功能恢复后方可拔除尿管。

（6）消化系统。如术后 6 h 无麻醉反应即可少量进水及流食。另外，由于腹部或盆腔手术患者肠蠕动恢复需要 24 h 左右；消化道手术患者肠蠕动恢复需要数天时间，护士可询问患者有无排气及排便，并可用听诊器听诊肠鸣音来评估肠蠕动恢复情况。非消化道手术患者，可先进半流食，再进普食。消化道手术患者要根据医嘱严格掌握进食时间。指导患者进食高热量、低脂肪、富含维生素、易消化的食物。在禁食输液期间，应根据患者输液的量、成分，合理配制液体，严格按配伍禁忌原则及无菌操作要求，以保证准确及时的治疗。对已进食而又缺少活动、每日液体摄入量低于 1 200 mL、以前有便秘的患者应注意评估有无便秘发生。给予适当饮食指导，必要时给予缓泻剂。如果出现大便不能自解，应根据情况给予缓泻剂或甘油灌肠剂，以使干硬大便排出。

（7）神经系统。应注意观察患者瞳孔大小、对光反射的强弱及意识变化。及早发现病情变化。下丘脑的损伤可使患者的体温、心率、血压及水电解质情况发生变化，应及时通知医生做必要的处理。脊髓手术患者应注意评估下肢感觉、运动的恢复情况。制订肢体功能锻炼计划，使患者及早康复。

（8）引流管护理。外科手术患者经常放有引流管，护士要明确各种引流管放置的位置及作用，并做好标示，妥善固定。每日更换引流袋/瓶，保持引流通畅，若引流液黏稠，可通过负压吸引防止管道堵塞；检查引流管有无扭曲、压迫或堵塞；观察并记录引流液的量、性状和颜色，如有异常及时通知医生。尽早拔除引流管：①置于皮下等浅表部位的乳胶管一般术后 1～2 天拔除。②烟卷引流管一般术后 3 天拔除。③作为预防渗血的腹腔引流管，若引流液较少，可于术后1～2 天拔除；若作为预防性引流使用，则需保留至所预防的并发症可能发生的时间后再拔除，一般术后 5～7 天拔除。④胸腔闭式引流管，经体格检查及胸部 X 线证实肺膨胀良好方可拔除。⑤胃肠减压在肠功能恢复、肛门排气后拔除。

（9）伤口护理。观察伤口有无渗血、渗液，伤口及周围皮肤有无发红及伤口愈合情况，及时发现伤口感染、伤口裂开等异常。保持伤口敷料清洁干燥，并注意观察术后伤口包扎是否限制胸、腹部呼吸运动或指（趾）端血液循环。定时查看敷料，观察是否有出血及不正常的分泌物，敷料被浸湿时要注意其颜色、性质及引流液的量，及时更换并做好记录。

（10）伤口缝线拆除时间。根据切口部位、局部血液供应情况和患者年龄、营养状况决定。

一般头、面、颈部于术后 4～5 天拆除;下腹部、会阴部于术后 6～7 天拆除;胸部、上腹部、背部和臀部于术后 7～9 天拆除;四肢于术后 10～12 天拆除;减张缝线于术后 14 天拆除。青少年患者拆线时间可以适当缩短,年老、营养不良者拆线时间适当延迟,切口较长者先间隔拆线,1～2 天后再将剩余缝线拆除。

(11)饮食护理。①非腹部手术:根据手术大小、麻醉方式及患者的具体情况而定。局部麻醉者,若无任何不适,术后即可进食。椎管内麻醉者,若无恶心、呕吐,术后 3～6 h 可进食;全身麻醉者,应待麻醉清醒后,无恶心、呕吐后方可进食。一般先给予流质饮食,以后逐步过渡到半流质饮食或普食。②腹部手术:尤其消化道手术后,一般需禁食 24～48 h,待肠道蠕动恢复、肛门排气后开始进食少量流质饮食,逐步递增至全量流质饮食,至第 5～6 天进食半流质饮食,第 7～9 天可过渡到软食,第 10～12 天开始进食普食。术后留置空肠营养管者,可在术后第 2 日自营养管输注肠内营养液。

(12)活动指导。术后早期活动,有利于增加肺活量、减少肺部并发症、改善血液循环、促进伤口愈合、预防深静脉血栓形成,促进肠蠕动恢复及减少尿潴留的发生。患者麻醉清醒后即可鼓励患者在床上做深呼吸、间歇翻身、四肢主动与被动活动等。活动时,妥善固定好各导管,防跌倒,有特殊制动要求如脊柱手术后、休克、心力衰竭、严重干扰、出血及极度衰弱的手术患者则不宜早期活动。

5.手术后不适护理

(1)疼痛。麻醉作用消失后,患者开始感觉切口疼痛,在术后 24 h 内最剧烈,术后 2～3 天逐渐减轻。另外,患者术后咳嗽、深呼吸、下床行走和关节功能锻炼时可引起术后活动性疼痛,剧烈疼痛可影响各器官的正常生理功能和患者休息。①观察患者疼痛的时间、部位、性质和规律。②鼓励患者表达疼痛的感受,简单解释切口疼痛的规律。③尽可能满足患者对舒适的需要,如协助变换体位、减少压迫等。④指导患者正确使用非药物镇痛的方法,减轻机体对疼痛的敏感性,如分散注意力等。⑤大手术后 1～2 天,可持续使用患者自控镇痛泵进行止痛。⑥遵医嘱给予镇静、镇痛药。

(2)发热。发热是术后患者最常见的症状,由于手术创伤的反应,术后患者的体温可略升高0.1～1 ℃,一般不超过 38℃,称之为外科手术热或吸收热,术后 1～2 天逐渐恢复正常。①监测体温及伴随症状。②及时检查切口部位有无红、肿、热、痛或波动感。③遵医嘱应用退热药或(和)物理降温。④结合病史进行胸部 X 线、超声、CT、切口分泌物涂片和培养、血培养、尿液检查等,寻找病因并针对性治疗。

(3)恶心、呕吐。①呕吐时头偏向一侧,及时清除呕吐物。②使用镇痛泵者,暂停使用。③行针灸治疗或遵医嘱给予止吐药物、镇静药物及解痉药物。④持续性呕吐者,应查明原因并处理。

(4)腹胀。①胃肠减压、肛管排气或高渗溶液低压灌肠等。②协助患者多翻身、下床活动。③遵医嘱使用促进肠蠕动的药物,如新斯的明肌内注射。④若是因腹腔内感染或机械性肠梗阻导致的腹胀,非手术治疗不能改善者,做好再次手术的准备。

(5)尿潴留。①稳定患者情绪,采用诱导排尿法,如变换体位、下腹部热敷、听流水声等。②遵医嘱给予药物、针灸治疗。③上述措施无效时遵医嘱导尿,一次放尿不超过 1 000 mL,尿潴留时间过长或导尿时尿量超过 500 mL 者,留置导尿管 1～2 天。

(6)呃逆。①术后早期发生者,压迫眶上缘,抽吸胃内积气、积液。②遵医嘱给予镇静或解痉药物。③上腹部手术后出现顽固性呃逆者,要警惕吻合口瘘或十二指肠残端瘘、膈下感染的可能。④一般治疗无效时,协助医师行颈部膈神经封闭治疗。

三、并发症观察和护理

1.出血

可发生于手术切口、空腔脏器及体腔内。应严密观察生命体征、切口、引流液等情况。少量出血时,予更换敷料、加压包扎、使用止血剂;大量出血时,予补液、输血,做好手术止血准备。

2.切口裂开

术后 1 周左右或拆除皮肤缝线后 24 h 内,患者突然用力时可能会发生切口裂开,应做好预防。若发生切口裂开,协助医生缝合。

3.切口感染

保持切口清洁、敷料干燥,加强营养支持,遵医嘱使用抗生素。

4.深静脉血栓

多见于下肢,起初患者常感腓肠肌疼痛和紧束,或腹股沟区出现疼痛和压痛,继而出现下肢凹陷性水肿,沿静脉走行有触痛,可扪及条索变硬的静脉。术后应早期功能锻炼和下床活动。

5.与腹腔镜手术有关的并发症

(1)皮下气肿:这是由于术中气腹压力过高或穿刺针未进入腹腔,二氧化碳气体向皮下组织扩散所致。严重者会出现面、颈、胸、腹等处明显肿胀伴呼吸困难、血压升高、心率加快。如有上述情况,应给予低流量吸氧,半卧位,备好吸引器。

(2)肩部酸痛:肩部酸痛是腹腔镜术后轻微的并发症,可能是残留于腹腔的二氧化碳气体刺激双侧膈神经终末细支所致。一般 3 天可自动缓解。应给患者做好解释工作,也可做适当的按摩和理疗。

(3)高碳酸血症、呼吸性酸中毒:密切监测 SpO_2,观察 pH 的变化,低流量给氧 6～12 h,如发现呼吸频率改变,PCO_2(正常值 35～45 mmHg)升高,及时通知医生,对症处理,给予吸氧,增加吸氧量,使用呼吸机患者增加呼吸的频率和肺通气量,从而纠正呼吸性酸中毒。

四、健康教育

1.用药指导
告知患者及其家属继续用药的作用、方法和注意事项。

2.饮食指导
告知患者及其家属饮食与营养的相关知识,健康饮食,改变不良饮食习惯。

3.活动指导
指导患者注意休息和适当活动,保持良好的心态,改变不良生活习惯。

4.复诊指导
定期复查,如有不适,及时就诊。

五、护理质量评价标准

（1）患者情绪稳定,能配合各项检查、治疗和护理。

（2）患者营养状态改善,体重得以维持或增加。

（3）患者睡眠充足,得到充分的休息。

（4）患者对疾病及治疗等方面的认识提高。

（5）患者体液维持平衡,未发生水、电解质及酸碱平衡失调。

（6）患者疼痛减轻或缓解。

（7）患者术后活动耐力增加。

（8）患者未发生并发症,或并发症被及时发现与处理。

第二节　神经外科护理

一、颅内压增高护理

颅内压（intracranial pressure,ICP）是指颅腔内容物对颅腔壁所产生的压力。颅腔是由颅骨形成的半封闭腔,成人的颅腔容积固定不变,在 1 400～1 500 mL。颅腔内容物（脑组织、脑脊液、血液）的体积与颅腔容积相适应,使颅内保持稳定的压力。一般以脑脊液静水压代表颅内压,可通过腰椎穿刺或直接穿刺脑室测定。成人正常颅内压为 70～200 mmH$_2$O（0.7～2.0 kPa）,儿童正常颅内压为 50～100 mmH$_2$O（0.5～1.0 kPa）。颅内压增高（intracranial hypertension）是由颅内疾病导致颅腔内容物体积增加或颅腔容积缩小,超过颅腔可代偿的容量,导致颅内压持续高于 200 mmH$_2$O（2.0 kPa）,出现头痛、呕吐和视盘水肿 3 个主要表现的综合征。

（一）一般护理

1.休息

保持病室安静、舒适;抬高床头 15°～30°,以利于颅内静脉回流,减轻脑水肿,注意头颈不要过伸或过屈,以免影响颈静脉回流;昏迷患者取侧卧位,便于呼吸道分泌物排出。

2.给氧

保持呼吸道通畅,持续或间断吸氧,根据情况使用辅助过度换气,维持患者 PaO$_2$ 于 90～100 mmHg（12～13.33 kPa）、PaCO$_2$ 于 25～30 mmHg 水平为宜。当 PaCO$_2$ 每下降 1 mmHg 时,可使脑血流量递减 2%,从而使颅内压相应下降。过度换气持续时间不宜超过 24 h,以免引起脑缺血。

3.饮食与补液

对于不能经口进食者可鼻饲。成人每日静脉输液量在 1 500～2 000 mL,其中等渗盐水不超过 500 mL,保持每日尿量不少于 600 mL,应控制输液速度,防止短时间内输入大量液体,加重脑水肿。

4.避免意外损伤

加强生活护理,适当保护患者,昏迷躁动患者应暂时禁食,根据医嘱给予镇静和约束,防止压疮、坠床等发生。

5.维持正常体温和防治感染

高热可使机体代谢率升高,加重脑缺氧,应及时给予有效降温措施,遵医嘱应用抗生素预防和控制感染。

6.评估

评估患者意识障碍的程度、持续时间和演变过程,交接病情进展,及时报告医生。

7.心理护理

鼓励患者及其家属说出其心理感受,帮助患者接受疾病带来的改变,介绍疾病有关的知识和治疗方法,消除其疑虑和误解,指导患者及其家属学习和掌握康复知识和技能。

8.预防颅内压增高

(1)卧床休息。保持病室安静,清醒患者不要用力坐起或提重物。

(2)稳定情绪。避免患者情绪剧烈波动,以免血压骤升而加重颅内压增高。

(3)保持呼吸道通畅。当呼吸道梗阻时,患者用力呼吸,致胸腔内压力增高,由于颅内静脉无静脉瓣,胸腔内压力能直接逆行传导到颅内静脉,加重颅内压增高。应预防呕吐物吸入气道,及时清除呼吸道分泌物。

(4)避免剧烈咳嗽和用力排便。应及时治疗呼吸道感染,避免咳嗽;能进食者鼓励其多吃蔬菜和水果等粗纤维食物,预防因限制水分摄入及脱水治疗而出现大便干结、便秘。已发生便秘者,嘱其勿用力屏气排便,可用开塞露、缓泻剂或低压小量灌肠通便,避免高压大量灌肠,必要时用手指掏出粪块。

9.亚低温冬眠疗法护理

亚低温冬眠疗法是应用药物和物理方法降低体温,使患者处于亚低温状态,目的是降低脑耗氧量和脑代谢率,增加脑对缺血缺氧的耐受力,减少脑血流量,减轻脑水肿。

(1)环境和物品准备。室内光线宜暗,室温18～20℃,备冰袋或冰毯、冬眠药物、水温计、吸氧装置、吸痰装置、急救药物及器械和护理记录单等。

(2)实施降温。先进行药物降温。按医嘱静脉滴注冬眠药物(如冬眠Ⅰ号合剂:氯丙嗪、异丙嗪、哌替啶;冬眠Ⅱ号合剂:哌替啶、异丙嗪、双氢麦角碱),待自主神经被充分阻滞,患者御寒反应消失,进入昏睡状态后,方可加用物理降温措施。若未进入冬眠状态即开始降温,患者会出现寒战,使机体代谢率增高、耗氧量增加,反而增高颅内压。物理降温可使用冰帽或在体表大动脉处(如颈动脉、股动脉、腋动脉等)放置冰袋。降温速度以每小时下降1℃为宜,体温降至肛温32～34℃,腋温31～33℃较为理想,体温过低易诱发心律不齐。降温过程中应使患者体温稳定在治疗要求的范围内,避免大起大落。亚低温冬眠疗法时间一般为2～3天,停止治疗时,先停物理降温,再逐渐停用冬眠药物,同时为患者加盖被毯,使其自然复温。

(3)病情观察。实施亚低温冬眠疗法前,应观察并记录患者生命体征、意识及瞳孔,作为治疗后观察对比的基础。在冬眠降温期间要预防肺炎、冻伤及压疮等并发症,并严密观察患者生命体征变化。若脉搏超过 100 次/分、收缩压低于 100 mmHg、呼吸慢而不规则,应及时通知医生停药。

(4)饮食护理。"冬眠"期间机体代谢率降低,对能量及水分的需求减少,胃肠蠕动减弱,因此每日液体入量不宜超过 1 500 mL;鼻饲液或肠内营养液温度应与当时体温相同;观察胃排空情况,防止反流和误吸。

(5)并发症护理。因"冬眠"药物作用,患者肌肉松弛,吞咽、咳嗽反射减弱,护理中应注意加强呼吸道管理,防止发生肺部并发症;物理降温时,加强局部皮肤的观察与护理,防止压疮和冻伤发生。

10.脑室引流护理

(1)引流管安置。无菌操作下接引流袋,妥善固定,使引流管开口高于侧脑室平面 10～15 cm,以维持正常颅内压。搬动患者时,应夹闭引流管,防止脑脊液反流引起颅内感染。

(2)控制引流速度和量。术后早期应抬高引流袋(瓶)的位置,缓慢引流,每日引流量以不超过 500 mL 为宜,使颅内压平稳降低,避免放液过快导致脑室内出血、硬膜外血肿或硬膜下血肿,诱发小脑幕上疝等。但在抢救脑疝患者等危急情况下,可先快速引流脑脊液,再抬高引流袋缓慢引流。颅内感染患者脑脊液分泌增多,引流量可适当增加,但同时应注意补液,以免水电解质紊乱。

(3)观察记录引流液情况。正常脑脊液无色透明、无沉淀。术后 1～2 天为血性后逐渐转清。若脑脊液中有大量血液或颜色逐渐加深,提示脑室持续出血,应及时报告医生进行处理,若脑脊液浑浊,呈毛玻璃状或有絮状物,提示有颅内感染,应及时引流脑脊液并送检。

(4)严格无菌,防止感染。保持穿刺部位敷料干燥,穿刺点敷料和引流袋每日更换,如有污染则随时更换;更换引流袋时应夹闭引流管,防止逆行感染。

(5)保持引流通畅。防止引流管受压、扭曲、折叠或阻塞,尤其在搬运患者或翻身时,防止引流管牵拉、滑脱。若引流管内不断有脑脊液流出,管内的液面随患者呼吸、脉搏等上下波动表明引流管通畅。若引流管无脑脊液流出,可能的原因有:①颅内压低于 120 mmH$_2$O,可降低引流袋高度,观察是否有脑脊液流出。②引流管在脑室内盘曲成角,可请医生对照 X 线片,将过长的引流管缓慢向外抽出至有脑脊液流出,再重新固定。③管口吸附于脑室壁,可将引流管轻轻旋转,使管口离开脑室壁。④引流管被小凝血块或破碎的脑组织阻塞,可在严格消毒管口后,用无菌注射器轻轻向外抽吸,切不可注入生理盐水冲洗,以免将管内阻塞物冲至脑室系统,引起脑脊液循环受阻。经上述处理后若仍无脑脊液流出,按需更换引流管。

(6)及时拔管。持续引流时间通常不超过 1 周,时间过长易发生颅内感染。拔管前行头颅CT 检查,并先试行夹闭引流管 24 h,观察患者有无头痛、呕吐等颅内压升高的症状。如出现上述症状,立即开放引流;如未出现上述症状,患者脑脊液循环通畅,即可拔管。拔管时先夹闭引流管,防止逆流感染。拔管后加压包扎,嘱患者卧床休息和减少头部活动,观察穿刺点有无渗血、渗液,严密观察患者意识、瞳孔、肢体活动变化,发现异常及时通知医生给予处理。

(二)病情观察

(1)密切观察患者意识、瞳孔及生命体征变化,急性颅内压增高早期患者的生命体征常有"二慢一高"现象,即呼吸、脉搏减慢,血压升高。

（2）瞳孔的观察对判断病变部位具有重要的意义，注意观察双侧瞳孔的直径是否等大、等圆及对光反射是否正常。颅内压增高患者出现病侧瞳孔先小后大，对光反射迟钝或消失，应警惕小脑幕切迹疝的发生。

（3）颅内压监护。将导管或微型压力传感器探头置于颅内，导管或传感器另一端与颅内压监护仪连接，动态监测并记录颅内压变化，监护过程中，患者平卧或头抬高 $10°\sim15°$，保持呼吸道通畅；躁动患者应适当使用镇静药，避免外来因素干扰监护；注意防止管道阻塞、扭曲、打折及传感器脱出，严格无菌操作，预防感染，监护时间不宜超过 1 周。

（三）用药护理

1.脱水剂

最常用高渗性脱水剂是 20％甘露醇，成人每次 250 mL，15～30 min 内快速静脉滴注完，每日 2～4 次，用药后 10～20 min 颅内压开始下降，维持 4～6 h，若同时使用利尿剂，降颅压效果更好。脱水治疗期间，应准确记录出入水量，并注意纠正利尿剂引起的电解质紊乱。停止使用脱水剂时，应逐渐减量或延长给药间隔时间，以防止颅内压反跳现象。

2.糖皮质激素

常用地塞米松 5～10 mg 静脉注射，每日 1～2 次，在治疗中应注意防止并发高血糖、感染和应激性溃疡。

3.巴比妥类

常用苯巴比妥，但该类药物应用剂量过大时可引起严重的呼吸抑制和呼吸道引流不畅，使用中应严密监测患者的意识、脑电图、血药浓度及呼吸情况。

（四）健康教育

1.生活指导

指导颅内压增高的患者要避免剧烈咳嗽、用力排便、提重物等，防止颅内压骤然升高而诱发脑疝。

2.康复训练

对有神经系统后遗症者，要调动他们的心理和躯体的潜在代偿能力，鼓励其积极参与各项治疗和功能训练，如肌力训练、步态平衡训练、膀胱功能训练等，最大限度地恢复其生活自理能力。

3.复诊指导

头痛进行性加重，经一般治疗无效，并伴呕吐，应及时到医院做检查以明确诊断。

（五）护理质量评价标准

（1）患者头痛减轻，舒适感增强。

（2）患者颅内压增高症状得以缓解，意识状态改善。

（3）患者体液平衡，生命体征平稳。

（4）患者脑疝得以预防，或得到及时发现和处理。

二、颅底骨折护理

颅底骨折大多由颅盖骨折延伸而来，少数可因头部挤压伤或着力部位于颅底水平的外伤所造成。颅底骨折绝大多数为线形骨折。颅底部的硬脑膜与颅骨贴附紧密,故颅底骨折时易撕裂硬脑膜,产生脑脊液外漏而成为开放性骨折。

（一）护理措施

1.病情观察

存在脑脊液漏者,应注意有无颅内感染迹象。

2.脑脊液漏护理

重点是预防逆行性颅内感染。

（1）鉴别脑脊液。患者鼻腔、耳道流出淡红色液体,可怀疑为脑脊液漏。但需要鉴别血性脑脊液与血性渗液。可将红色液体滴在白色滤纸上,在血迹外有较宽的月晕样淡红色浸渍圈,则为脑脊液。或根据脑脊液中含糖而鼻腔分泌物中不含糖的原理,用尿糖试纸或葡萄糖定量检测以鉴别血性脑脊液与鼻腔分泌物。有时颅底骨折伤及颞骨岩部,且骨膜及脑膜均已破裂但鼓膜尚完整时,脑脊液可经耳咽管流至咽部进而被患者咽下,故应观察并询问患者是否经常有腥味液体流至咽部,以便发现脑脊液漏。

（2）体位。脑脊液漏的患者应绝对卧床休息,取头高位,床头抬高 30°,枕上垫无菌巾,保持清洁干燥,耳漏患者头偏向患侧,目的是借助重力作用使脑组织移向颅底,使脑膜逐渐形成粘连而封闭脑膜破口,待脑脊液漏停止 3～5 天可改平卧位。如果脑脊液外漏多,取平卧位,头稍抬高,以防颅内压过低。

（3）局部清洁消毒、计量。清洁、消毒鼻前庭或外耳道,每日 2 次,避免棉球过湿导致液体逆流至颅内;在外耳道、口或鼻前庭疏松放置干棉球,棉球渗湿及时更换,并记录 24 h 浸湿的棉球数,以此估计漏出液量。

（4）预防脑脊液逆流。禁忌堵塞、冲洗、滴药入鼻腔和耳道,脑脊液鼻漏者,严禁经鼻腔置管（胃管、吸痰管、鼻导管）,禁忌行腰椎穿刺。避免用力咳嗽、打喷嚏和擤鼻涕;避免挖耳、抠鼻;避免屏气排便,以免鼻窦或乳突气房内的空气被压入颅内,引起气颅或颅内感染。

（5）用药护理。遵医嘱应用抗生素及 TAT 或破伤风类毒素。

3.颅内低压综合征护理

若脑脊液外漏多,是颅内压过低而导致颅内血管扩张,患者出现剧烈头痛、眩晕、呕吐、厌食、反应迟钝、脉搏细弱、血压偏低,一旦发生,应嘱其卧床休息,取头低足高位,遵医嘱多饮水或静脉滴注生理盐水以大量补充水分。

4.心理护理

向患者介绍病情、治疗方法及注意事项,取得配合,满足其心理、身体上的安全需要,消除紧张情绪。

（二）健康教育

（1）指导门诊患者及其家属若出现剧烈头痛、频繁呕吐、发热、意识模糊等,应及时就诊。

（2）对于脑脊液漏者,应向其讲解预防脑脊液逆流颅内的注意事项。

三、颅骨缺损修补手术护理

颅骨缺损是由于开放性颅脑损伤或火器穿通伤所致,部分是由于手术减压、颅骨病变所致的穿凿性破坏或切除颅骨病损所致。颅骨缺损修补手术适应证:颅骨缺损直径大于 3 cm;颅骨缺损直径小于 3 cm 但位于影响美观的部位;按压缺损处可诱发癫痫者,因颅骨缺损产生颅骨缺损综合征,造成精神负担,影响工作和生活、有修补要求者。

(一)术前护理

(1)心理护理,向患者讲解颅骨修补的原因,消除其不良心理,使其配合治疗。

(2)给予高蛋白、高热量、多维生素、易消化饮食。

(3)注意安全,避免缺损处碰撞及强烈阳光照射。

(4)遵医嘱服用抗癫痫药物,并观察药物作用及不良反应。

(5)手术当日备头皮,保持头皮清洁,检查头皮有无炎症性病变。

(二)术后护理

1.姿势

患者麻醉未清醒前取平卧位,头偏向健侧,患者清醒后取头高位床头抬高(15°～30°)。

2.饮食

患者麻醉清醒后给予高蛋白、高热量、多维生素、易消化饮食,吃东西用健侧咀嚼。

3.病情观察

(1)严密观察患者意识、瞳孔及生命体征变化。

(2)注意切口渗血情况,观察局部有无肿胀、积液、感染、脑脊液漏,注意有无排斥反应发生。

(3)严密观察有无癫痫发作症状。

4.用药指导

嘱患者按时服用抗癫痫药,不能随意加量、减量、停药。

5.并发症观察与护理

癫痫发作多发生在术后 2～4 天脑水肿高峰期,因术后脑组织缺氧及皮层运动区受激惹所致,术后常规给抗癫痫药物预防,癫痫发作时应及时给予抗癫痫药物控制、卧床休息、吸氧,避免情绪激动,注意保护患者,防止意外发生。

(三)健康教育

(1)加强营养,增强体质,促进头皮伤口生长。

(2)保持头皮清洁,如皮下有积液、感染应及时就诊。

(3)按时服用抗癫痫药,症状控制 1～2 年后,逐步减量后才能停药,癫痫患者不能单独外出,以及登高、游泳等,以防意外。

(4)定期复查肝肾功能。

(四)护理质量评价标准

(1)患者心态良好,配合手术。

(2)患者按时服药,及时发现癫痫前兆。

(3)患者术后切口恢复良好。

(4)各种护理措施落实,无护理并发症及不良事件发生。

四、脑挫裂伤护理

脑挫裂伤是常见的原发性脑损伤,既可发生于着力部位,也可发生在对冲部位。脑挫裂伤包括脑挫伤和脑裂伤,前者指脑组织遭受破坏较轻,软脑膜完整;后者指软脑膜、血管和脑组织同时破裂,伴有外伤性蛛网膜下腔出血。两者常同时存在,合称脑挫裂伤。

(一)一般护理

1.体位

意识清醒者床头抬高 15°～30°,以利于颅内静脉回流。昏迷患者或吞咽功能障碍者取侧卧位或侧俯卧位,以免呕吐物、分泌物误吸。

2.营养支持

创伤后的应激反应使分解代谢增强,血糖升高、乳酸堆积,后者可加重脑水肿。因此,必须及时、有效补充能量和蛋白质以减轻机体损耗。

(1)早期可采用肠外营养,经静脉输入 5%或 10%葡萄糖液、10%或 20%脂肪乳、复方氨基酸液、维生素等。

(2)一般经 3～4 天,肠蠕动恢复后,即可经鼻胃管补充营养。

(3)少数患者由于呕吐、腹泻或消化道出血,长时间处于营养不良状态,可经深静脉输入高浓度高营养液体。

(4)昏迷患者禁食,每日静脉输液量 1 500～2 000 mL,其中含钠电解质 500 mL,输液速度不可过快。

(5)成人每日供给总热能为 8 400 kJ,应控制盐和水的摄入量。

(6)患者意识好转出现吞咽反射时,可耐心地经口试喂食,开始时以喂蒸鸡蛋、藕粉等流食为宜。

(7)当患者肌张力增强或癫痫发作时,应预防肠内营养液反流导致误吸。

3.降低体温

呼吸道、泌尿系统及颅内感染均可导致体温升高,脑干或下丘脑损伤常引起中枢性高热。高热使机体代谢升高,加重脑组织缺氧,应及时处理。可采取降低室温、头部戴冰帽、使用冰毯等物理降温措施,物理降温无效或有寒战时,遵医嘱给予药物降温或亚低温冬眠疗法。

4.躁动护理

引起躁动的原因很多,如头痛、呼吸道堵塞、尿潴留、便秘、大小便浸湿、肢体受压等,须查明原因及时排除,慎用镇静剂,以免影响病情观察。应特别警惕躁动可能为脑疝发生前的表现。对躁动患者不可强加约束,避免因过分挣扎使颅内压进一步增高,加床栏保护并让其戴手套,以防坠床和抓伤,必要时由专人护理。

5.心理护理

向患者或其家属说明病情及治疗方法、护理措施,以稳定其情绪,使其配合治疗和护理。医护人员要帮助患者树立康复的信心,鼓励坚持功能锻炼;指导家属关怀、理解和支持患者,增强患者战胜疾病的信心。

6.手术前后护理

(1)除做好上述护理外,应做好紧急手术前常规准备。

(2)手术前 2 h 内剃净头发、洗净头皮,待术中再次消毒。

(3)手术后护理。①体位:小脑幕上开颅术后,取健侧或仰卧位,避免切口受压;小脑幕下开颅术后,应取侧卧或侧俯卧位。②病情观察:严密观察患者意识、生命体征、瞳孔、肢体活动等情况,及时发现术后颅内出血、感染、癫痫以及应激性溃疡等并发症。③引流管护理:手术中常放置引流管,如脑室引流、创腔引流、硬脑膜下引流等,护理时严格注意无菌操作,预防颅内逆行感染,妥善固定,保持引流通畅,观察并记录引流液的颜色、性质和量。④搬运患者时动作轻稳,防止头部转动或受震荡,搬动患者前后应观察呼吸、脉搏和血压的变化。

7.并发症护理

(1)压力性损伤。加强皮肤护理,保持皮肤清洁干燥,定时翻身,预防压疮,尤其注意骶尾部、足跟、耳郭等骨隆突部位;消瘦者伤后初期及高热者常需每小时翻身 1 次,长期昏迷、一般情况较好者可 3～4 h 翻身 1 次。

(2)呼吸道感染。保持室内适宜的温度和湿度,注意消毒隔离,保持口腔清洁,定时翻身、叩背和吸痰,保持呼吸道通畅,呕吐时防止误吸,预防呼吸道感染。

(3)失用综合征。四肢关节保持功能位,每日做四肢被动活动和肌肉按摩 3 次,以防关节僵硬和肌肉挛缩。

(4)泌尿系统感染。昏迷患者常有排尿功能紊乱需要留置导尿,注意预防发生泌尿系统感染。导尿过程中严格遵守无菌操作,每日定时消毒尿道口;需长期导尿者,宜行耻骨上膀胱造瘘术。

(5)便秘。若患者发生便秘,可用缓泻剂,必要时戴手套抠出干硬粪便,勿用大量高压灌肠,以免加重颅内压增高而诱发脑疝。

(6)暴露性角膜炎。眼睑闭合不全者,角膜涂眼药膏保护;无须随时观察瞳孔时,可用纱布遮盖上眼睑,甚至行眼睑缝合术。

(7)外伤性癫痫。任何部位脑损伤都可能引起癫痫,早期癫痫发作的原因是颅内血肿、脑挫伤、蛛网膜下腔出血等;晚期癫痫发作主要是脑的瘢痕、脑萎缩、感染、异物等引起。预防癫痫发作可用苯妥英钠 100 mg,每日 3 次。癫痫发作者给予地西泮 10～20 mg,静脉缓慢注射,直至抽搐停止,并坚持服用抗癫痫药物控制发作。

(8)蛛网膜下腔出血。因脑裂伤所致,患者可有头痛、发热、颈项强直等脑膜刺激征的表现。可遵医嘱给予解痉镇痛药物对症处理。病情稳定,排除颅内血肿及颅内压增高、脑疝后,为解除头痛可行腰椎穿刺,放出血性脑脊液。

(9)消化道出血。多因下丘脑或脑干损伤引起的应激性溃疡所致,大量使用糖皮质激素也可诱发。除遵医嘱补充血容量、停用激素外,还应使用止血药和抑制胃酸分泌的药物,如奥美拉唑、雷尼替丁等。

8.康复护理

脑外伤后早期进行康复训练有助于改善脑功能,促进运动反射的重新建立及意识恢复,其中包括被动运动和音乐疗法等。被动运动主要是保持肢体处于功能位,在各关节活动的范围内进行屈曲、伸展、外展等关节活动。

（二）病情观察

根据病情,观察生命体征、意识状态、瞳孔、神经系统体征等情况,观察有无剧烈头痛、频繁呕吐等颅内压增高的症状。

1.生命体征

为避免躁动对测量结果的影响,在测量时应先测呼吸,再测脉搏,最后测血压。

（1）脉搏、呼吸、血压:颅内压增高时常出现"两慢一高",以及进行性意识障碍,属于代偿性生命体征改变,注意加强观察,警惕颅内血肿或脑疝发生;枕骨大孔疝患者可突然发生呼吸、心跳停止;闭合性脑损伤呈现休克征象时,应检查有无内脏出血,如迟发性脾破裂、应激性溃疡出血等。

（2）体温:伤后早期,由于组织创伤反应,可出现中等程度发热;若损伤累及间脑或脑干,可导致体温调节紊乱,出现体温不升或中枢性高热;伤后即发生高热,多系视丘下部或脑干损伤;伤后数日体温升高,常提示有感染性并发症。

2.意识状态

反映大脑皮质和脑干的功能状态,评估时,采用相同的语言和痛刺激,对患者的反应进行动态分析以判断有无意识障碍及其程度。一般伤后立即昏迷是原发性脑损伤;伤后清醒后转为昏迷或意识障碍不断加深,是颅内压增高形成脑疝的表现;躁动患者突然昏睡应怀疑病情恶化。使用格拉斯哥昏迷评分法对患者进行评分,用量化方法来反映意识障碍的程度。

3.瞳孔变化

对比两侧瞳孔的大小、形状和对光反射,同时注意观察两侧睑裂大小、有无上睑下垂、眼球的位置和运动情况。伤后立即出现一侧瞳孔散大,是原发性动眼神经损伤所致,伤后瞳孔正常,以后一侧瞳孔先缩小继之进行性散大,并且对光反射减弱或消失,是小脑幕切迹疝的眼征;双侧瞳孔散大、对光反射消失、眼球固定伴深昏迷或去皮质强直,多为原发性脑干损伤或临终表现;双侧瞳孔大小形状多变、对光反射消失,伴眼球分离或异位,常是中脑损伤的表现;眼球不能外展且有复视者,多为展神经受损;眼球震颤常见于小脑或脑干损伤。此外,要注意伤后使用某些药物会影响瞳孔的观察,如使用阿托品、麻黄碱可使瞳孔散大,吗啡、氯丙嗪可使瞳孔缩小。

4.神经系统体征

原发性脑损伤引起的偏瘫等局灶症状,在受伤当时已出现,且不再继续加重;伤后一段时间才出现或进行性加重的肢体运动障碍,同时伴有意识障碍和瞳孔变化,多为小脑幕切迹疝压迫中脑的大脑脚,损害其中的锥体束纤维所致。

5.颅内压增高

颅内压增高时,表现为剧烈头痛、频繁呕吐。脑疝形成时,常在躁动时无脉搏增快。注意CT 和 MRI 检查结果以及颅内压监测情况。

（三）用药护理

1.降低颅内压药物

如使用脱水剂、利尿剂、肾上腺素皮质激素等减轻脑水肿、降低颅内压力。观察用药后的病情变化。

2.保护脑组织,促进脑苏醒药物

巴比妥类有清除自由基、降低脑代谢率的作用,可改善脑缺血缺氧,有益于重型脑损伤的治疗。该类药物大剂量应用时,可引起严重的呼吸抑制和呼吸道引流不畅,使用中应严密监测患者的意识、脑电图、血药浓度及呼吸情况。

3.镇静镇痛药物

疼痛时给予镇静镇痛药,但禁用吗啡等麻醉镇痛剂,以免抑制呼吸中枢。

(四)健康教育

1.康复训练

对存在失语、肢体功能障碍或生活不能自理者,当病情稳定后即开始康复锻炼。对患者和家属耐心指导,制定合适目标,帮助患者努力完成。一旦康复有进步,患者会产生成功感,树立起坚持锻炼和重新生活的信心。

2.控制癫痫

有外伤性癫痫者,应按时服药控制症状发作,在医师指导下逐渐减量直至停药,不可突然中断服药。

3.生活指导

对于重度残障者的各种后遗症应采取适当的治疗,鼓励患者树立正确的人生观,指导其部分生活自理,并指导家属生活护理方法及注意事项。

4.出院指导

出院后继续鼻饲者,要教会家属鼻饲饮食的方法和注意事项。

(五)护理质量评价标准

(1)患者呼吸道通畅,呼吸平稳,无误吸发生。

(2)患者意识障碍程度减轻或意识清醒。

(3)患者营养状况良好。

(4)患者能配合功能锻炼,未发生肢体挛缩畸形。

(5)患者并发症得以预防,或得到及时发现和处理。

五、颅内血肿护理

颅内血肿(intracranial hematoma)是颅脑损伤中最常见、最严重、可逆性的继发病变,由于血肿直接压迫脑组织,引起局部脑功能障碍及颅内压增高。临床分类:硬脑膜外血肿、硬脑膜下血肿、脑内血肿。临床表现:意识障碍、颅内高压、脑内血肿,可出现偏瘫、失语、癫痫加重等症状。治疗方法包括手术和非手术治疗。

(一)非手术治疗/术前护理

1.评估

凡伤后无明显意识障碍,病情稳定,CT 所示幕上血肿量<40 mL,幕下血肿量<10 mL,中线结构移动<1 cm 者,可在密切观察病情的前提下,采用脱水降颅内压等非手术治疗。治疗期间一旦出现颅内压进行性升高、局灶性脑损害、脑疝早期症状,应紧急手术。

2.病情观察

应严密观察患者意识状态、生命体征、瞳孔变化、神经系统体征等,一旦发现颅内压增高迹象,立即采取降颅内压措施,同时做好术前准备。

3.心理护理

向患者讲解手术的目的和意义,使其消除紧张、恐惧心理,增强信心,主动配合治疗。

4.饮食

给予高蛋白、高热量、多维生素、易消化饮食,不能进食者静脉补充营养。

5.完成术前各项检查

手术当日备皮、备血,术前6～8 h禁食、禁水。

(二)术后护理

1.休息

麻醉未清醒前平卧,头偏向健侧。麻醉清醒取头高位(床头抬高15°～30°),以利于静脉回流,躁动不安者行保护性约束。保持肢体功能位。

2.饮食

术后1～2天给予高蛋白、高热量、多维生素、易消化流质饮食,对于昏迷及吞咽困难者,术后第2天给予高蛋白、高热量、富含维生素、易消化鼻饲饮食。

3.病情观察

严密观察患者意识、瞳孔、生命体征的变化及注意肢体活动情况,及时发现颅内压增高迹象,观察血肿清除效果。

4.引流管护理

(1)患者取平卧位或头低足高患侧卧位,以利于引流。

(2)保持引流通畅,引流袋应低于创腔30 cm。

(3)保持无菌,预防逆行感染。

(4)观察引流液的颜色、性状和量。

(5)尽早拔管,术后3天左右行CT检查,血肿消失后可拔管。

5.用药护理

控制补液速度,按时、按量应用脱水剂及利尿剂,并注意水、电解质平衡。按时服用抗癫痫药,不能随意加量、减量、停药,防止癫痫发生。尼莫地平注射时要严密观察患者血压,防止血压下降。

6.并发症护理

(1)呼吸道感染。加强呼吸道护理和口腔护理,使用呼吸机患者每天口腔护理至少6次,定期翻身叩背,保持呼吸道通畅,防止呕吐物误吸引起窒息和呼吸道感染。

(2)失用综合征。脑损伤患者因意识或肢体功能障碍,可发生关节挛缩和肌萎缩。保持患者肢体于功能位,防止足下垂。每日四肢关节被动活动及肌按摩2～3次,防止肢体挛缩。

(3)泌尿系统感染。必须导尿时,严格执行无菌操作;留置导尿过程中,加强会阴部护理,夹闭导尿管并定时放尿以训练膀胱贮尿功能,尿管留置时间3～5天。

(4)暴露性角膜炎。眼睑闭合不全者,角膜涂眼药膏保护,或帮助患者闭上眼睑后使用纱布遮盖。

（三）健康教育

（1）心理指导。对有头痛、耳鸣、记忆力减退的患者,给予解释和宽慰,使其树立信心,帮助其尽早自理生活。

（2）加强营养,保持大便通畅。

（3）预防外伤性癫痫。按时服用抗癫痫药,症状控制 1～2 年后,逐步减量后才能停药;癫痫患者不能单独外出,以及登高、游泳等,以防发生意外。

（4）康复训练。协助患者制订语言、运动、记忆力等方面的训练计划。

（5）颅骨缺损者外出时戴安全帽,术后 6 个月进行颅骨修补术。

（6）如有头痛等不适及时就诊,定期复查。

（四）护理质量评价标准

（1）患者心理积极乐观。

（2）患者饮食知识掌握。

（3）引流通畅,标识明确。

（4）及时准确用药。

（5）各种护理措施落实,无护理并发症及不良事件发生。

六、脑卒中外科护理

脑卒中(stoke)是各种原因引起的脑血管疾病急性发作,造成脑的供应动脉狭窄或闭塞及非外伤性的脑实质性出血,并出现相应临床症状及体征。包括缺血性脑卒中及出血性脑卒中,前者发病率高于后者,部分脑卒中患者需要外科治疗。

缺血性脑卒中:脑动脉闭塞后,该动脉供血区的脑组织可发生缺血性坏死,同时出现相应的神经功能障碍及意识改变。脑梗死的范围和程度与血管闭塞的部位、快慢及侧支循环能提供代偿的程度有关。

出血性脑卒中:出血多位于基底核壳部,可向内扩展至内囊部。大出血可形成血肿,压迫脑组织,造成颅内压增高甚至脑疝;血肿也可沿其周围神经纤维束扩散,导致神经功能障碍,早期清除血肿后可恢复。脑干内出血或血肿可破入相邻脑室,预后较差。

（一）术前护理

（1）评估患者的年龄、性别和职业。了解发病的特点和经过。

（2）评估患者有无高血压、颅内动静脉畸形、颅内动脉瘤、动脉粥样硬化、创伤等病史。

（3）评估患者的生命体征、意识状态、瞳孔、肌力及肌张力、感觉功能、深浅反射及病理反射等。

（4）完善相关检查,了解脑血管造影、CT、MRI 等检查的结果。

（5）心理护理。了解患者及其家属有无焦虑、恐惧不安等情绪,评估患者及其家属对手术治疗有无思想准备,对手术治疗方法、目的和预后有无充分了解。

（6）遵医嘱采取控制血压、减轻脑水肿、降低颅内压、促进脑功能恢复的措施。注意保持血压平稳,勿忽高忽低。

（7）在溶栓、抗凝治疗期间,注意观察患者皮肤、黏膜、牙龈有无出血点及瘀斑,穿刺部位有无出血,观察尿、便颜色并经常留取标本送检。

(二)术后护理

1.加强生活护理

(1)饮食。鼓励患者进食,有吞咽障碍者应鼻饲流质饮食;防止进食时误吸,导致窒息或肺部感染。面瘫患者进食时食物残留于麻痹侧口颊部,需要注意清洁。

(2)防止意外损伤。肢体无力或偏瘫者,防止坠床、跌倒或碰伤。

(3)促进沟通。对语言、视力、听力障碍者,采取不同的沟通方法,及时了解患者需求,给予满足。

(4)促进肢体功能恢复。患者卧床休息期间,定时翻身,保持肢体处于功能位,并在病情稳定后及早进行肢体被动或主动功能锻炼。

2.缓解疼痛

(1)止痛。切口疼痛多发生在术后24 h,给予一般镇痛药物可缓解,但不可使用吗啡或哌替啶,以免抑制呼吸,影响气体交换,还有使瞳孔缩小等不良反应,影响病情观察。

(2)降低颅内压。颅内压增高所引起的头痛,多发生在术后2~4天脑水肿高峰期,常为搏动性疼痛,严重时有烦躁不安、呕吐,伴意识、生命体征改变和进行性瘫痪等。

(3)腰椎穿刺。术后血性脑脊液刺激脑膜引起的头痛,应早期行腰椎穿刺引流出血性脑脊液,既可以减轻脑膜刺激症状,还可降低颅内压。

3.并发症观察和护理

(1)脑脊液漏。注意观察切口敷料及引流情况。一旦发现有脑脊液漏,及时通知医生妥善处理。患者取半卧位,抬高头部以减少漏液;为防止颅内感染,使用无菌绷带包扎头部,枕上垫无菌治疗巾并经常更换,定时观察有无浸湿,并在敷料上标记浸湿范围,以估计脑脊液漏出量。

(2)颅内压增高、脑疝。术后均有脑水肿反应,应适当控制输液量和输液速度;遵医嘱按时使用脱水剂和激素;维持水、电解质的平衡;观察生命体征、意识状态、瞳孔、肢体活动状况;监测颅内压变化,及时处理咳嗽、便秘、躁动等使颅内压升高的因素,避免诱发脑疝。

(3)颅内出血。是术后最危险的并发症,多发生在术后24~48 h。术后应严密观察,避免患者呼吸不畅、躁动等引起颅内压增高的因素,一旦发现患者有颅内出血征象,应及时报告医生,并做好再次手术止血的准备。

(4)感染。按医嘱给予抗生素,严格无菌操作、加强营养和基础护理。

(5)中枢性高热。下丘脑、脑干及上颈髓病变和损害可使体温调节中枢功能紊乱,以高热多见,偶有体温过低。中枢性高热多出现于术后12~48 h,体温达40℃以上,常伴有意识障碍、瞳孔缩小、脉搏快速、呼吸急促等自主神经功能紊乱症状。一般物理降温效果差,需及时采用冬眠低温治疗。

(6)癫痫发作。多发生在术后2~4天脑水肿高峰期,系因术后脑组织缺氧及皮层运动区受激惹所致。癫痫发作时,应及时给予抗癫痫药物控制;患者卧床休息、给氧,保证睡眠,避免情绪激动;注意保护患者,避免意外受伤,观察癫痫发作时的表现并详细记录。

（三）健康教育

1.加强功能锻炼

康复锻炼应在病情稳定后早期开始,包括肢体的被动及主动运动、语言能力及记忆力的训练。

2.自我护理

教会患者自我护理的方法,如翻身、起坐、穿衣、行走及上下轮椅等,尽早、最大限度地恢复其生活自理及工作能力,使其早日回归社会。

3.避免再出血

出血性脑卒中患者避免导致再出血的诱发因素。高血压患者应特别注意气候变化,规律服药,保持情绪稳定,将血压控制在适当水平,切忌血压忽高忽低。一旦发现异常,应及时就诊。

（四）护理质量评价标准

（1）患者肢体活动能力逐渐恢复。

（2）患者自述疼痛减轻,舒适感增强。

（3）患者并发症得到有效预防,病情变化能被及时发现及处理。

七、颅内动脉瘤护理

颅内动脉瘤(intracranial aneurysm)是颅内动脉的囊性膨出,多因动脉壁局部薄弱和血流冲击而形成,极易破裂出血,是蛛网膜下腔出血最常见的原因。以 40～60 岁人群多见,在脑血管意外的发病率中仅次于脑血栓和高血压脑出血。

（一）术前护理

1.卧床休息

抬高床头 15°～30°以利于静脉回流,减少不必要的活动。保持病房安静,尽量减少外界不良因素的刺激,稳定患者情绪,保证充足睡眠,预防再次出血。

2.控制颅内压

颅内压波动可诱发再出血。

（1）预防颅内压骤降:颅内压骤降会加大颅内血管壁内外压力差,诱发动脉瘤破裂,应维持颅内压在 100 cm H_2O 左右;应用脱水剂,控制输注速度,不能加压输入;行脑脊液引流者,引流速度要慢,脑室引流者,引流瓶(袋)位置不能过低。

（2）避免颅内压增高的诱因,如便秘、咳嗽、癫痫发作等。

3.控制血压

动脉瘤破裂可因血压波动引起,应避免引发血压骤升骤降的因素。由于动脉瘤出血后多伴有动脉痉挛,如血压下降过多可能引起脑供血不足,通常使血压下降 10% 即可。密切观察患者病情,注意血压变化,避免血压偏低造成脑缺血。

4.术前准备

除按常规准备外,介入栓塞治疗者还应双侧腹股沟区备皮。动脉瘤位于大脑动脉环(Willis环)前部的患者,应在术前进行颈动脉压迫试验及练习,以建立侧支循环。

（二）术后护理

1.体位

待患者意识清醒后抬高床头 15°～30°,以利于颅内静脉回流。避免压迫手术伤口。介入栓塞治疗术后穿刺点加压包扎,患者卧床休息 24 h,术侧髋关节制动 8～12 h。搬动患者或为其翻身时,应扶住头部,使头颈部成一直线,防止头颈部过度扭曲或震动。

2.病情观察

密切监测生命体征,其中血压的监测尤为重要。注意观察患者的意识、神经功能状态、肢体活动、伤口及引流液等变化,观察有无颅内压增高或再出血迹象。

3.一般护理

(1)保持呼吸道通畅,给氧。

(2)术后当日禁食,次日给予流质或半流质饮食,昏迷患者经鼻饲提供营养。

(3)遵医嘱使用抗癫痫药物,根据术中情况适当脱水,可给予激素、扩血管药物等。

(4)保持大便通畅,必要时给予缓泻剂。

(5)加强皮肤护理,定时翻身,避免发生压疮。

4.并发症观察和护理

(1)脑血管痉挛。表现为一过性神经功能障碍,如头痛、短暂的意识障碍、肢体瘫痪麻木、失语症等。早期发现及时处理,可避免脑缺血缺氧造成不可逆的神经功能障碍;使用尼莫地平可以改善微循环;给药期间观察有无胸闷、面色潮红、血压下降、心率减慢等不良反应。

(2)脑梗死。表现为患者出现一侧肢体无力、偏瘫、失语甚至意识障碍。嘱患者绝对卧床休息,保持平卧姿势,遵医嘱给予扩血管、扩容、溶栓治疗。若术后患者处于高凝状态,常应用肝素预防脑梗死。

(3)穿刺点局部血肿。常发生在介入手术后 6 h 内。介入栓塞治疗术后穿刺点加压包扎,患者绝对卧床休息 24 h,术侧髋关节制动 8～12 h。

（三）健康教育

(1)指导患者注意休息,避免情绪激动和剧烈运动。

(2)合理饮食,多食蔬菜、水果,保持大便通畅。

(3)遵医嘱按时、按量服用降压药物、抗癫痫药物,不可随意减药或停药。

(4)注意安全,不要单独外出或锁门洗澡,以免发生意外时影响抢救。

(5)动脉瘤栓塞术后,定期复查脑血管造影。

(6)出现动脉瘤破裂出血表现,如头痛、呕吐、意识障碍和偏瘫时,及时诊治。

（四）护理质量评价标准

(1)患者未发生颅内高压。

(2)患者能遵医嘱按时服药。

(3)患者并发症得到有效预防,能及时发现病情变化并给予处理。

第三节 心胸外科护理

一、心胸外科手术一般护理

（一）术前护理

1.评估

术前充分评估患者，了解患者病情及全身营养状况、自理能力等。

2.休息与心理护理

（1）保证病室安静，给患者创造良好的休息环境，手术前一晚，为保证患者睡眠，按医嘱给予用药。

（2）与患者及其家属充分沟通，向患者讲解疾病相关知识及治疗方式方法，利用成功病例现身说法，消除患者紧张恐惧心理，告知患者术后早期活动的方法及必要性，增强其主动性。

3.检查指导

手术前，协助医生完成标本采集、相关检查及备血工作，向患者说明注意事项及配合方法。

4.饮食护理

根据患者营养状况及病情，指导合理饮食。手术患者可给予高蛋白、高维生素、清淡、易消化的均衡饮食，保持大便通畅，提高机体免疫力。必要时根据医嘱进行静脉营养支持治疗。

5.手术体位训练

告知半卧位、侧卧位、翻身的目的及方法，帮助患者进行体位练习，使患者掌握体位摆放方法和要求，术后按要求变换体位，无异常情况取半卧位。

6.用药护理

遵医嘱用药，告知相关药物的主要治疗作用、不良反应及用药注意事项，如使用头孢类药物告知患者不能饮酒等。

7.呼吸道准备

（1）吸烟者立即戒烟，至少 2 周，减少气管分泌物，预防肺部并发症。

（2）保持呼吸道通畅，痰量每天超过 50 mL 的患者进行体位引流，痰多不易咳出者，可行雾化吸入、胸部体疗、振动排痰等，改善呼吸状况。必要时经鼻导管或支气管镜吸出分泌物，注意观察痰液的量、颜色、黏稠度及气味。

（3）呼吸功能训练，指导肺功能训练（走路、爬楼梯、吹气球等），提高肺活量。教会患者练习有效咳嗽、腹式呼吸、缩唇呼吸。肺功能低下者，给予氧气吸入（2～3 L/min）。

（4）预防及控制感染，注意口腔卫生，积极治疗口腔疾患。避免受凉感冒诱发呼吸道感染，有肺部感染者，术前按医嘱使用抗生素。

8.胃肠道准备

患者术前 1 天正常饮食，避免油腻食物。术前禁食固体食物 6～8 h，禁水 2 h。便秘患者可予灌肠协助排便,预防术后腹胀。

9.皮肤准备

术前1天下午或晚上,清洁皮肤。若皮肤上有油脂或胶布粘贴的残迹,用松节油或75%乙醇擦净。手术区域若毛发细小,可不必去毛;若毛发影响手术操作,根据不同的手术方式,完成皮肤准备,不可剃毛,应使用脱毛膏或剪毛。手术区皮肤准备范围包括切口周围至少15 cm的区域。胸部手术备皮范围:上自锁骨上及肩上,下至脐水平,包括患侧上臂和腋下,胸背均超过中线5 cm。

10.其他

手术当日进手术室前测量体温、脉搏、呼吸、血压、体重,观察有无病情变化,更换手术衣及去除义齿,排空膀胱,女性患者询问月经情况等。按医嘱用药、备药。

(二)术后护理

1.手术交接

妥善安置患者,与手术室护士、麻醉师进行交接,了解术中情况。对患者进行坠床跌倒、压疮、管道、自理能力、疼痛等护理评估,落实护理措施,加强安全管理,防止意外发生。

2.观察

密切观察生命体征、SpO_2、心律、神志、肺呼吸音及各引流等情况,如有异常及时通知医生,并协助处理。

3.体位与引流

(1)根据疾病的性质、全身状况和麻醉方式,选择有利于恢复及舒适的体位。全麻未醒者取去枕平卧位,头偏向一侧,以避免呕吐物、分泌物误吸导致感染或窒息。使用镇静药者,做好相应评估,患者神志清醒血压平稳后给予枕头并抬高床头≥30°的半卧位,以利于呼吸及胸腔闭式引流。术后避免患者头低仰卧位,防膈肌上升妨碍通气。若出现休克症状,采取休克体位促进血液回流。

(2)妥善固定各种引流管,定时挤压,保持各管道引流有效,标识清晰、完好,认真观察并记录引流液的量、颜色、性状,发现异常,及时通知医生,协助处理。

4.呼吸道管理

术后持续吸氧,根据SpO_2调整氧流量,通常为2~4 L/min,必要时给予面罩吸氧(4~6 L/min),维持SpO_2≥95%。麻醉清醒后即鼓励并协助患者有效咳嗽、咳痰,及时清除呼吸道分泌物,痰液黏稠者给予雾化吸入、胸部体疗、振动排痰等措施促进痰液排出。带气管插管/切开、予呼吸机辅助呼吸者,按需吸痰,做好相应的护理,保持呼吸道通畅。

5.疼痛护理

准确评估患者的疼痛情况,给予心理疏导,分散患者注意力,安置舒适体位,指导正确的咳嗽方式(两手按压手术侧胸壁,以减轻疼痛),有镇痛泵者做好护理,遵医嘱使用镇痛药并评价疗效。

6.并发症观察及护理

(1)缺氧最常见的原因为舌后坠、喉头水肿造成的机械性通气困难。注意观察患者的SpO_2、呼吸频率、幅度及节律以判断有无气促、发绀等缺氧征象。若有异常,及时告知医生处理。对于打鼾者应额外关注,必要时遵医嘱安放口咽通气道以保证正常通气。还应注意胸带是否捆绑过紧,影响患者的正常呼吸。

(2)给予持续心电、血压、SpO₂等监测,密切观察生命体征、心率、心律、神志、各引流等变化,及时记录,观察有无大出血、心律失常发生。

(3)清醒患者询问患者主观感受(胸闷、疼痛等),鼓励有效咳痰、床上活动,预防肺不张、肺部感染、下肢静脉血栓等并发症。

(4)术后根据病情安排输液顺序,调整输液速度,必要时使用输液泵控制速度,避免急性心力衰竭及肺水肿的发生。

7.饮食营养

术后需关注患者的出入量,维持液体平衡。非食管手术患者意识恢复且无恶心、呕吐现象,即可少量饮水。肠蠕动恢复后可开始进食清淡流食、半流食。若患者进食后无任何不适,可改为普食。术后宜为高蛋白、高热量、富含维生素、易消化饮食,以保证营养,提高机体的抵抗力,促进伤口愈合。术后鼓励患者多饮水,防止气道干燥,利于痰液稀释,便于咳出,每日饮水量在2 500~3 000 mL(水肿、心力衰竭者除外)。

(三)健康教育

1.康复与自我护理指导

术后清醒患者可协助进行肩部、躯干及四肢的轻度活动,每4 h一次。术后第1天即可进行主动活动,应注意劳逸结合、量力而行,不活动或活动过量均对康复不利。

(1)肩关节锻炼方法包括手术侧手臂上举、外展、爬墙及肩关节向前、向后旋转,以及拉绳运动等,预防肩下垂。

(2)床上下肢活动可根据自身情况在咳痰间歇期进行,包括双下肢轮流屈伸、抬高,脚部做踝泵运动,模拟空中蹬自行车,膝盖弯曲,双足蹬床使臀部提高,保持几秒钟。

(3)病情稳定者在患者能耐受的范围内鼓励患者早期离床活动,按"下床三部曲"进行:①摇高床头至60°,协助患者坐起,床体高度以双腿下垂、足部接触地面为宜。②协助患者双腿下垂,坐于有胸管一侧的床边,直至适应此状态,无头晕症状。③护士及家属分立于患者左右,协助患者床边站立,无头晕症状时可行原地踏步。术后第1天协助患者按"下床三部曲"完成下床或在床旁站立移步。妥善处理管道,观察病情变化,如有头晕、气促、心悸、大汗等不适,立即停止活动。术后第2天起,可扶持患者围绕病床走行3~5 min,活动范围应以床旁1~2步为宜,以后可根据患者的情况逐渐增加活动量。术后3天内,胸引管未拔除期间,患者不宜去卫生间大小便。

2.用药指导

遵医嘱准确用药并合理安排输液顺序。根据病情控制滴速,告知相关药物的主要治疗作用、不良反应及用药注意事项,如使用喹诺酮类药物需观察有无恶心、呕吐等不适。

3.出院指导

(1)保持休养环境安静、舒适,每天2次开窗通风至少半小时,以保持空气清新。

(2)根据天气变化增减衣物,不要在空气污浊的场所停留,避免吸入二手烟,尽量避免感冒。

(3)饮食方面,非食管手术的患者,正常饮食即可,饮食宜清淡、新鲜、富营养、易消化,不吃或少吃辛辣刺激食物,禁烟、酒。

(4)保持适当活动,每日坚持进行低强度的有氧锻炼,如散步、打太极等,多做深呼吸运动,锻炼心肺功能,半年内不得从事重体力劳动。

(5)术后伤口周围可能出现的疼痛或麻木属于正常反应,随时间推移,症状会逐渐减轻或消失,不影响活动。

(6)注意保持乐观开朗的心态,充分调动身体内部的抗病机制。

4.复诊指导

对需进行放疗、化疗的患者,指导其坚持完成疗程,如果无须进一步放化疗,出院后 3 个月或按医嘱门诊复查。如有不适,应随时就诊。

(四)护理质量评价标准

(1)患者了解肺功能训练、有效咳嗽、腹式呼吸的方法。

(2)保持口腔清洁,吸烟者戒烟,术后咳痰有效,各引流通畅。

(3)护士掌握围手术期的健康教育及相关并发症的处理方法。

(4)及时发现异常情况,积极处理,无护理并发症发生。

(5)患者知晓避免呼吸道感染的重要性。

二、胸腔闭式引流护理

(一)目的

排出胸腔内积气、积血和积液,重建和保持胸腔内负压,预防纵隔移位,促进患侧肺复张,消除无效腔,预防肺部感染。

(二)胸腔引流管插管部位

胸腔引流管插管部位取决于引流目的。

1.引流气体

常放置在患侧锁骨中线第 2 肋间。

2.引流液体

常放置在患侧腋中线或腋后线第 6~8 肋间。

3.引流脓液

应放在脓腔最低处。

(三)护理措施

1.引流管的固定

胸腔闭式引流管通常连接单胸瓶装置,应保证引流装置的密封性,引流管接水封瓶长管没入水中 2~3 cm,并始终保持直立位,水封瓶液面应低于引流管胸腔出口平面 60~100 cm,放在床下固定位置,防止碰倒、踢翻或打碎。患者带管下床时引流瓶位置低于膝关节。外露引流管妥善固定,留出翻身的长度,注意勿过长下垂成角影响液体排出。保持标识清晰、完好。

2.保持引流通畅

术后初期每 30~60 min 向水封瓶方向挤压引流管 1 次,促进引流,防止凝结的血块堵塞管道。常用挤压方法有 3 种。

（1）一只手在引流管近胸腔端阻断引流，同时另一只手握紧引流管向胸瓶方向缓慢运动并挤压。

（2）双手握住引流管，挤压距胸腔出口插管处 10～15 cm，挤压时双手前后相接，后面的手捏闭引流管，前面的手快速挤压引流管，使管路内气体反复冲击引流管口。

（3）近年推荐的做法是只在管道内出现血块阻塞时才挤压，并且只在阻塞部位局部挤压，保证产生最小的负压。这样可避免挤压引流管时，管内产生强大的负压，有可能引起胸膜组织损伤，增加患者的痛苦。

3.引流液的观察

观察水封瓶长管内的水柱是否随呼吸波动，正常水柱上下波动 4～6 cm。若引流管水柱停止波动，有以下 2 种情况：引流管阻塞，失去引流作用；引流侧肺复张良好，无残腔。正常情况下，术后第 1 个 2 h 内胸腔引流量为 100～300 mL；第 1 个 8 h 内引流量多为血性液体；第 1 个 24 h 内引流量约 500 mL，色淡红，质稀薄。若引流液达到 200 mL/h 且呈血性，连续 3 h，应高度警惕胸腔内活动性出血，需立即通知医生，密切观察病情变化。若胸腔引流量达到 500 mL/h，或行胸腔积液常规检查示血红蛋白＞50 g/L 为需行紧急开胸止血术的指征。若 24 h 胸腔引流量超过 1 000 mL，血色不深或呈乳白色，常为术中损伤胸导管所致的乳糜胸。若术后引流液 24 h 总量小于 100 mL 且颜色逐渐变淡，无气体逸出，检查示肺复张良好即可拔管。如有较多气体逸出考虑有新的损失，应及时协助医生处理。拔管时协助患者取平卧位或半坐卧位，嘱其深吸气，然后屏气拔管。拔管后观察患者有无胸闷、呼吸困难，以及切口漏气、渗液、出血和皮下气肿等症状。

4.引流管夹闭护理

密切观察呼吸、气管位置，如发现气管明显向健侧偏移，应立即报告医生，听诊肺呼吸音，在排除肺不张后，开放引流管，缓慢放液，嘱患者勿剧烈咳嗽，一般放 500 mL 气体或液体后夹管 5～10 min，如此反复，如一次过快、过量地放出胸腔内气体和液体，患者可出现胸痛、胸闷、呼吸困难、心动过速甚至低血压、休克。如引流管水柱波动过大、漏气严重时，应将引流管半夹闭。

5.并发症观察及预防

密切观察有无皮下气肿、张力性气胸、胸腔内感染、纵隔摆动发生，一旦发生，协助医生处理。

（四）健康教育

（1）置管后如病情允许，即可下床活动，循序渐进，以不感劳累为宜，手提水封瓶置于膝盖以下部位，注意保持密封性，外出检查或如厕、更换引流瓶时，需用两把无齿血管钳夹闭引流管，防止液体回流入胸腔、气体进入。但需注意，如气胸患者检查时不能夹管，否则影响检查结果。

（2）术侧上肢活动同手术患者。

（3）告知患者及其家属引流管脱落的应急处理：如管道从引流口脱落，立即用手捏紧引流口处皮肤；如从管道连接处脱落，立即用手反折胸引管，防止气体进入，同时呼叫医务人员给予处理。

（4）如有漏气严重、胸闷等不适，应卧床休息，吸氧。

（五）护理质量评价标准

（1）引流装置呈封闭状态、引流通畅。

（2）患者知晓引流的目的、管路放置位置、带管活动的方法。

（3）患者及其家属知晓胸引管脱落的应急处理。

（4）及时发现异常情况，积极处理，无护理并发症发生。

（5）患者知晓液气胸的症状。

三、胸腔镜手术护理

1990 年，路易斯（Lewis）开创了电视辅助胸腔镜外科手术；1992 年，我国引入该技术，发展出全胸腔镜下胸外科技术；2011 年，冈萨雷斯-里瓦斯（Gonzalez-Rivas）等成功实施单孔胸腔镜肺叶切除术。与传统开胸手术相比，胸腔镜手术能维持胸廓的稳定性，对循环系统影响较小，高血压和心律失常的发生率低，更有利于早期心肺功能的恢复。肿瘤学临床实践指南将胸腔镜下肺叶切除术列为早期非小细胞肺癌根治术手术方式之一。目前，我国胸腔镜手术技术逐渐成熟，已成功应用达·芬奇机器人手术系统实施肺叶切除手术。胸腔镜手术将成为 21 世纪心胸微创外科发展的主要方向。

（一）适应证与禁忌证

1.适应证

适用于胸腔内胸膜、肺、纵隔等器官和组织疾病的诊断与治疗。

（1）胸膜病变：胸膜活检、胸膜粘连的分离。

（2）肺大疱切除或套扎。

（3）胸交感神经切断术、迷走神经干切断术。

（4）外周肺结节的楔形切除。

（5）纵隔疾病：纵隔肿瘤或囊肿的切除与引流、纵隔淋巴结活检。

（6）肺气肿减容手术。

（7）自发性或外伤性血气胸。

（8）肺的良性恶性肿瘤：肺段叶切除、全肺切除、肺癌根治术。

2.禁忌证

（1）患侧胸部手术史，或者胸膜感染史，胸膜肥厚粘连严重，胸腔镜不能进入者。

（2）严重的心肺功能不全，全心衰竭、心功能Ⅲ级以上，休克经输血未能缓解者，不能耐受单肺通气者。

（3）严重急性心肌梗死、室性心律失常、缩窄性心包炎。

（4）凝血功能障碍者。

（5）年龄＜6 个月，体重＜8 kg。

（6）气管、支气管严重畸形，无法行双腔气管插管或单侧支气管插管者。

（7）弥漫性胸膜间皮瘤，手术无法彻底切除者。

（8）肿瘤侵及胸壁。

（9）肿瘤巨大、广泛性转移。

（10）中心型肺癌。

（11）直径大于 5 cm 的 T_2 期肺癌。

（二）术前护理

1.心理护理

向患者解释胸腔镜手术的特点、手术室环境、麻醉方式、手术体位、术后治疗与护理等,消除患者顾虑,降低其术前焦虑情绪。

2.术前准备

指导患者进行呼吸功能锻炼和术后上肢功能锻炼,同时练习适应术中体位（患侧上肢上抬侧卧位）及床上大小便。

（三）术后护理

1.一般护理

（1）体位与活动:麻醉清醒前去枕平卧;麻醉清醒后如生命体征平稳可取半卧位,根据情况早期下床活动。

（2）饮食:非胃肠道手术术后麻醉清醒 4～6 h,如果患者肛门排气,无恶心、呕吐等胃肠道症状,可逐渐恢复饮食。

（3）吸氧:氧气吸入（2～4 L/min）。

2.病情观察

监测生命体征,观察伤口、引流管情况,注意是否有并发症发生。

3.疼痛护理

评估患者的疼痛程度,遵医嘱给予镇痛药物,并指导其采取非药物镇痛的方法,如深呼吸、放松训练和音乐疗法。

4.呼吸道护理

加强呼吸功能锻炼,可采取雾化吸入、叩背、振动排痰、保护伤口法、手食指按压胸骨上窝处气管等方法,刺激咳痰。

5.伤口护理

根据渗液、渗血等异常情况,按无菌原则更换伤口敷料。

6.胸腔闭式引流管护理

严格无菌,妥善固定,保持通畅,注意观察,及时处理意外事件,加强拔管后护理。

7.并发症护理

观察是否出现出血、肺部感染、肺不张、心律失常等并发症,一旦发生,及时协助医生处理。

四、胸部损伤护理

胸部损伤平时就可发生。因胸部暴露面积较大,常因来自外界的打击如车祸、挤压伤、摔伤、锐器伤等导致损伤,如肋骨骨折、肺挫伤、血气胸等,大约占全身创伤的 1/4,危害程度大,一旦造成胸腔内重要脏器损伤将危及生命。其中气胸是指任何原因使胸膜破损,空气进入胸膜腔。此时胸腔内压力升高,甚至负压变成正压,使肺脏压缩,静脉回心血流受阻,产生不同程度的肺、心功能障碍。气胸分闭合性气胸、开放性气胸、张力性气胸三类。临床表现为胸闷、呼吸困难、发绀、气管及心脏向健侧移位、伤侧呼吸音弱等,张力性气胸常有休克、重度呼吸困难、发绀、颈部皮下及纵隔气肿明显。

(一)一般护理

1.监测

监测生命体征,血压平稳后取半卧位,注意是否合并其他脏器损伤,如有损伤应立即抢救。

2.吸氧

给予氧气吸入(3～5 L/min)。

3.保持呼吸道通畅

(1)协助患者有效咳嗽、咳痰,痰液黏稠不易咳出行雾化吸入,必要时吸痰。

(2)严重呼吸道分泌物阻塞或呼吸衰竭者行气管插管或气管切开,呼吸机辅助呼吸。

(3)疼痛剧烈者,遵医嘱给予镇痛药,评估效果。

4.心理护理

与患者及其家属充分沟通,向患者讲解疾病相关知识及治疗方式方法,利用成功病例现身说法,消除患者紧张、恐惧情绪。

(二)病情观察

1.注意损伤情况

(1)单根肋骨骨折可用宽胶布、胸带或肋骨板固定。

(2)多根多处肋骨骨折伴反常呼吸(多根多处肋骨骨折将使局部胸壁失去完整肋骨支撑而软化,可出现反常呼吸运动,即吸气时软化区胸壁内陷,呼气时外突,称连枷胸。若软化区范围较大,可引起呼吸时双侧胸腔内压力不均衡,使纵隔摆动,影响换气和静脉回流,导致缺氧和二氧化碳潴留,严重者可发生呼吸和循环衰竭),应协助医生采取紧急措施给予急救,如用厚棉垫加压包扎患侧,以减轻或消除胸壁的反常呼吸运动,促进患侧肺复张。

(3)闭合性气胸,少量可自行吸收,较多者可行胸腔闭式引流术或胸腔穿刺。

(4)开放性气胸立即封闭伤口,使之成为闭合性气胸,然后行胸腔闭式引流。

(5)张力性气胸立即在第2肋间锁骨中线处抽气或放置胸引管,术后24～48 h仍有大量气体可考虑开胸探查。

(6)血胸立即吸氧,行胸腔闭式引流,如进行性血胸需剖胸探查。

2.监测

观察患者生命体征变化,注意神志、胸部、腹部体征及肢体活动情况,警惕有无复合伤。

3.体位

清醒后半卧位,鼓励患者咳嗽,促使肺复张。

4.饮食

清醒后进流食,翌日普食,应食用易消化、高蛋白质、高营养、富含维生素及纤维素的食物。

5.并发症观察与护理

(1)急性呼吸窘迫综合征(ARDS)。①密切监测患者的呼吸频率、幅度、SpO_2、胸部起伏对称情况。②发现呼吸浅快,SpO_2持续下降立即报告医生,配合抢救。③给予双通道氧气吸入,保持呼吸道通畅;必要时给予气管切开,呼吸机辅助呼吸,遵医嘱监测血气分析。

（2）肺不张。①确定引起肺不张的原因,给予针对性处理。②观察患者呼吸的频率、节律、深浅度、性质,听诊肺呼吸音是否减弱,及时协助行胸部 X 线检查。③术前戒烟,预防感冒,进行走路、爬楼梯等肺功能锻炼,教会患者有效咳嗽及腹式呼吸。④术后给予患者翻身拍背,清醒后即鼓励有效咳痰、床上活动,按需吸痰,保持呼吸道通畅。⑤保持胸腔引流管引流通畅。⑥呼吸治疗:术后第 1 天晨始给予雾化吸入、拍背咳痰,指导患者练习深呼吸,鼓励患者吹气球,每天 3～4 次,每次以能耐受为宜。

（3）循环功能障碍。①监测患者生命体征、尿量、神志、末梢循环等变化。②迅速建立静脉通路,维持水、电解质及酸碱平衡。③记录每小时及 24 h 胸腔引流量,如引流液≥200 mL/h,并持续 3 h 以上,说明有活动性出血,应通知医生及时处理,做好紧急开胸探查手术准备。④遵医嘱给予止血药物。

（三）用药护理

按照医嘱用药并合理安排输液顺序,给予患者用药解释说明,如复方骨肽注射液应介绍其用于治疗骨质增生、骨折,不良反应为偶有发热、皮疹等过敏反应。

（四）健康教育

1.康复指导

术后清醒患者即指导床上活动(伸腿屈膝、上肢的上举动作),在患者能耐受的范围内可指导患者逐渐练习床边站立,床边活动,勿扭动上半身,待骨折完全愈合后,可视情况逐步增加活动量,3 个月内勿从事重体力劳动。

2.用药指导

遵医嘱按时服药,服药时徐徐咽下,防止剧烈呛咳呕吐,影响伤口愈合。

3.合理饮食

食用清淡且富含营养的食物,多食水果、蔬菜,保持大便通畅;忌食辛辣、生冷、甜黏油腻食物,以防助湿生痰,适当饮水。

（五）护理质量评价标准

（1）患者能维持正常的呼吸功能,呼吸平稳。

（2）患者疼痛得到缓解或控制,自述疼痛减轻。

（3）患者病情变化能够被及时发现和处理。

五、肋骨骨折护理

肋骨骨折(rib fracture)是指暴力直接或间接作用于肋骨,使骨的完整性和连续性中断。第 4～7 肋骨长而薄,最易折断。若发生骨折,应警惕腹内脏器和膈肌损伤。

（一）非手术治疗/术前护理

1.维持有效气体交换

（1）现场急救:对于严重肋骨骨折,尤其是胸壁软化范围大、出现反常呼吸且危及生命的连枷胸患者,应协助医生采取紧急措施给予急救。

（2）保持呼吸道通畅:及时清理呼吸道分泌物,鼓励患者咳出分泌物和血性痰;对气管插管或切开、应用呼吸机辅助呼吸者,应加强呼吸道护理,主要包括湿化气道、吸痰及保持管道通畅等。

2.减轻疼痛

(1)妥善固定胸部。

(2)遵医嘱镇痛。

(3)患者咳嗽、咳痰时,协助或指导其用双手按压患侧胸壁,以减轻疼痛。

3.病情观察

(1)密切观察患者生命体征、神志、胸腹部活动及呼吸等情况,若有异常,及时报告医生并协助处理。

(2)观察患者有无皮下气肿,记录气肿范围,若气肿迅速蔓延,应立即告知医生。

4.术前护理

做好血型及交叉配血试验、术区备皮等术前准备。

(二)术后护理

1.监测体征

密切观察患者生命体征、胸部活动及神志等情况,及时发现有无呼吸困难或反常呼吸,发现异常应及时通知医生并协助处理。

2.防治感染

监测体温变化,若体温超过38.5℃且持续不退,应通知医生及时处理。鼓励并协助患者有效咳痰,以减少呼吸系统并发症。及时更换创面敷料,保持敷料清洁、干燥和引流管通畅。

3.饮食护理

术后6 h患者无恶心、呕吐等不适,给予半流质饮食,次日给予高蛋白、高维生素、清淡、易消化饮食。禁烟、酒、辛辣刺激性食物。

(三)健康教育

(1)休息与运动:根据损伤的程度进行合理的休息,适当活动,避免剧烈运动。

(2)饮食指导:加强营养,进食高热量、高维生素、高蛋白饮食。

(3)用药指导:遵医嘱用药。

(4)心理指导:了解患者思想状况,解除顾虑,增强战胜疾病信心。

(5)康复指导:注意安全,防止意外事故的发生。

(6)复诊须知:3个月后复查X线片,以了解骨折愈合情况。告知患者若出现胸痛、呼吸困难等症状应及时与医生联系。

(四)护理质量评价标准

(1)患者疼痛状况得到改善。

(2)患者可进行平稳呼吸。

(3)减少患者其他并发症的发生。

第四节　泌尿外科护理

一、泌尿外科疾病常规护理

泌尿外科患者常伴有疼痛、下尿路症状、尿液改变、性功能障碍等症状,除外科一般护理外,还应注意以下几点。

（一）一般护理

（1）肾功能良好者,鼓励患者多饮水或适当补液,每天饮水 2 000～3 000 mL;肾衰竭、尿少、尿闭、全身水肿者,应严格限制患者补液量及饮水量,并准确记录 24 h 出入液量。

（2）观察患者排尿情况,有无尿液颜色改变、尿潴留等异常现象。尿失禁患者注意保护局部皮肤的清洁、干燥,指导患者进行盆底肌训练（指导全身放松 10 s,提肛运动 10 s,每日做 30～45 次,练习过程中呼吸均匀,腰、腹、大腿肌肉放松）及电刺、生物反馈治疗等进行功能改善。

（3）准确记录出入量,记录日/夜尿量,保持出入量平衡。

（4）协助做好各项诊疗和检查,检查前向患者及其家属做好解释工作,减轻紧张感,取得配合。

（5）正确采集血尿标本,了解采集标本的注意事项,确保数据准确,为诊断提供可靠依据。

（6）卫生宣教。①向患者讲解预防感冒及泌尿系统感染的卫生知识及意义,为手术的顺利实施做好准备。②了解患者所患疾病种类及饮食要求,指导患者合理进食。如慢性肾衰患者应采用低蛋白的饮食,尽量少进食植物蛋白质,同时保证供给充分的热量,以减少体内蛋白质的消耗;当患者行血透治疗后,应增加蛋白质的摄入量,以补充因透析丢失的部分,维持相对的正氮平衡。③泌尿外科老年患者居多,随生理变化、胃肠蠕动功能逐渐减慢,有发生便秘的可能。对习惯性便秘患者,饮食上指导多食用粗纤维、易消化的食物,培养定时排便的习惯,适当腹部按摩,刺激肠蠕动,遵医嘱指导使用缓泻剂,并辅以果导 2 片晚间口服。该方法也适用于预防治疗,保持大便通畅,排便时不费力,从而减轻腹压。

（7）掌握患者病情,及时了解其需求,提出主要护理问题,制定相应的护理措施,实施整体护理。

（二）术前护理

（1）向患者讲解手术方法及注意事项,以消除其顾虑,使其配合治疗与护理。

（2）根据病情鼓励患者多饮水,肾功能不全、高血压、水肿者应控制水、钠盐的摄入。

（3）留取尿常规,正确做好中段尿培养。如有尿路感染者,应暂缓手术。

（4）凡泌尿系统器械检查或治疗后,应注意观察可能发生的反应,如无尿、尿潴留、尿痛、血尿、寒战、发热等。

（5）漏尿患者应保持床单干燥,以免引起压疮。

（6）协助患者做好术前常规检查和术前肠道准备。

（7）告知戒烟、酒。

(8)注意观察患者排尿情况。①每次尿量及 24 h 尿量。②排尿困难、尿潴留、排尿延迟、尿线变细或排尿无力、尿流中断等症状的程度及其动态变化。③排尿疼痛时,应了解疼痛发生部位及其与排尿的关系和持续时间。④了解有无尿失禁及其与咳嗽、喷嚏、情绪的关系。

(9)备皮范围。①下腹部手术。上起肋缘,下至大腿上 1/3,两侧至腋中线,包括会阴部,并注意脐部清洁。②腹股沟及会阴部手术。上起肋缘,下至大腿上 1/3,剃去阴毛,并注意脐部清洁。③肾脏手术。上起乳头,下至耻骨联合,前后均过正中线,包括剃去阴毛。

（三）术后护理

(1)观察生命体征变化,如有异常及时通知医生。

(2)观察切口渗出及引流情况,注意有无漏尿及尿瘘的发生。

(3)血压平稳后取半卧位,肾实质术者需绝对卧床休息 2 周。会阴部手术如隐睾、精索静脉曲张、鞘膜积液等疾病术后常取平卧位,以免引起阴囊肿胀现象。

(4)饮食。局部或小手术术后即可进食,肠蠕动恢复后予流质、半流质饮食过渡到普食,即营养丰富、易消化的食物。

(5)引流管护理。妥善固定管道,保持通畅及有效引流,观察引流情况及引流液的色、质、量,留置尿管的患者,会阴擦洗每天 2 次,引流袋则每日更换,使用抗反流引流袋则每周更换 1 次。

(6)观察患者疼痛发生的时间、部位、性质及规律,为患者做好解释并给予安慰,必要时遵医嘱予镇痛药。

(7)鼓励患者有效咳嗽,协助双下肢被动运动,防止下肢静脉血栓形成。

(8)根据医嘱准确记录尿量或出入量。

（四）用药护理

(1)术前遵医嘱合理用药,不可自行停药或间断服药,坚持服药。

(2)用药期间严密观察血压及心率变化,以免发生直立性低血压。

(3)注意观察药物的不良反应,如有异常及时通知医生。

(4)做好用药指导。

（五）健康教育

(1)注意休息,保持乐观心理状态。

(2)改变不良饮食习惯。

(3)保持会阴部清洁。

(4)教会患者尿液及排尿情况的自我观察,及时发现有无血尿、尿频、尿急、尿痛及排尿困难等症状。

(5)带内、外引流管出院患者嘱多饮水,防止尿路感染及管道脱落,定期来院取管。

(6)定期复查。

（六）护理质量评价标准

(1)术前准备及宣教认真执行与落实。

(2)管道正确连接及固定,有效引流。

(3)基础护理认真落实到位,无护理并发症。

(4)疾病健康指导落实。

二、尿道损伤护理

尿道损伤(urethral injury)多见于男性,男性尿道以尿生殖膈为界,分为前、后两段。前尿道包括球部和阴茎体部,后尿道包括前列腺部和膜部。男性尿道损伤是泌尿外科常见的急症,早期处理不当,易产生尿道狭窄、尿瘘等并发症。

(一)非手术治疗/术前护理

(1)主动关心、安慰患者及其家属,稳定其情绪,告诉患者及其家属尿道损伤的病情发展、主要的治疗与护理措施,鼓励患者及其家属积极配合。

(2)维持体液平衡,保证组织有效灌流量,及时进行骨折复位固定,减少骨折断端的活动,防止进一步损伤血管。

(3)感染的预防与护理。①嘱患者勿用力排尿,避免引起尿外渗而致周围组织继发感染。②保持伤口的清洁、干燥,敷料渗湿时应及时更换。③遵医嘱应用抗生素,鼓励患者多饮水,以起到稀释尿液、冲洗尿路的作用。④早期发现感染征象,若患者体温升高,尿常规提示有白细胞,多提示感染,应及时通知医生并协助处理。

(4)密切观察病情。监测患者的神志、脉搏、呼吸、血压、体温、尿量、腹肌紧张度、腹痛、腹胀等的变化,并详细记录。

(5)术前准备。完善常规检查,应注意患者的凝血功能是否正常。备皮、配血,条件允许时,术前行肠道清洁。

(二)术后护理

(1)妥善固定尿管,减缓翻身动作,防止尿管脱落。尿管一旦滑脱均无法直接插入,须再行手术放置,直接影响损伤尿道的愈合。

(2)保持有效牵引,有利于促进分离的尿道断面愈合。牵引角度以尿管与体轴成 45°角为宜,尿管固定于大腿内侧;牵引力度以 0.5 kg 为宜,维持 1～2 周。

(3)保持引流通畅,血块堵塞是导致尿管堵塞的常见原因,需及时清除。可在无菌操作下,用注射器吸取无菌生理盐水冲洗、抽吸血块。

(4)预防感染。严格无菌操作,定期更换引流袋。留置尿管期间,每日清洁尿道口。

(5)尿道会师术后尿管留置时间,一般为 4～6 周,创伤严重者可酌情延长留置时间。

(6)膀胱造瘘管留置 10 天左右拔除。

(7)尿外渗区切开引流护理。保持引流通畅,定时更换切口浸湿敷料;抬高阴囊,以利于外渗尿液吸收,促进肿胀消退。

(三)健康教育

(1)定期行尿道扩张术。经手术修复后,尿道损伤患者尿道狭窄的发生率较高,需要定期进行尿道扩张以避免尿道狭窄。

(2)尿道扩张术较为痛苦,应向患者说明该治疗的意义,鼓励患者定期返院行尿道扩张术。

(3)若发现有排尿不畅、尿线变细、滴沥、尿液混浊等现象,可能为尿道狭窄,应及时来医院诊治。

（四）护理质量评价标准

（1）患者恐惧与焦虑减轻。

（2）患者组织灌流量改善，没有发生休克症状。

（3）患者术后未发生排尿困难。

（4）患者无感染等并发症发生。

三、肾脏损伤护理

肾深埋于肾窝，受到肋骨、腰肌、脊椎和腹壁、腹腔内脏器、膈肌的保护，故不易受损。但肾质地脆、包膜薄，受暴力打击易引起损伤。肾损伤（injury of kidney）常是严重多发性损伤的一部分。

（一）非手术治疗/术前护理

（1）绝对卧床休息 2～4 周，减少搬动，待病情稳定，血尿消失后可离床活动，肾损伤后需经 4～6 周才趋于愈合，过早过多离床活动有可能致再度出血。

（2）心理护理。主动关心、安慰患者及其家属，稳定其情绪，使其配合治疗和护理。

（3）注意保暖，防止呼吸道感染。

（4）给予高蛋白、高维生素、易消化饮食，有利于组织修复。保持大便通畅，预防便秘，常规使用缓泻剂，防止腹压增加引起继发性大出血。

（5）观察患者生命体征变化，注意有无出血性休克发生。

（6）注意尿液的量、颜色及性质，如尿色加深且腹部包块增大伴血压下降，应积极做好术前准备。

（7）观察肾区及腹部体征变化，注意有无腹痛、腹胀等腹膜刺激征。

（8）观察疼痛的部位及程度。

（9）动态监测血红蛋白和血细胞比容变化，以判断出血情况。

（10）感染的预防与护理。①保持伤口清洁、干燥，敷料渗湿及时更换。②遵医嘱予抗生素治疗，鼓励患者多饮水。③定时测量体温，如体温持续不退，警惕肺部及肾周感染，应及时通知医生并协助处理。

（11）维持体液平衡，保证组织有效灌流量。

（12）术前准备：有手术指征者，在抗休克治疗的同时，紧急做好各项术前准备。完善术前检查，除常规检查外，应注意患者的凝血功能是否正常。备皮、配血，条件允许时，术前行肠道清洁。

（二）术后护理

（1）密切观察生命体征变化，如有异常及时通知医生予以处理。

（2）饮食指导。术后禁食、水 1 天，待肛门排气后，若患者无腹胀、恶心、呕吐等不适情况，试饮水，遵医嘱予流质饮食再到半流质饮食，最后过渡到普食。

（3）肾部分切除术后患者绝对卧床 1～2 周，以防继发性出血。指导踝泵运动，预防下肢血栓形成。

（4）保持大便通畅，必要时遵医嘱予缓泻剂。

（5）准确记录出入量并做好记录。

（6）疼痛护理。根据患者的疼痛评分遵医嘱予止痛药。

（7）管道护理。妥善固定各管道,保持引流通畅,勿打折、扭曲或牵拉,观察引流液的颜色、性质及量并记录。

（8）留置尿管护理。会阴擦洗每天 2 次,使用抗反流引流袋,每周更换 1 次。

（9）严密观察病情,及早发现出血感染等并发症。

（三）用药护理

（1）注意观察药物的不良反应,如有异常及时通知医生并协助处理。

（2）定时检查评估了解病情进展及治疗是否有效,调整用药方案,坚持服药。

（3）做好用药指导。

（四）健康教育

（1）非手术患者,出院后 3 个月内勿参加重体力劳动或剧烈活动。

（2）行肾切除的患者注意保护健肾,防止外伤,不使用对肾脏有损伤的药物,如氨基糖苷类抗生素等。

（五）护理质量评价标准

（1）患者恐惧与焦虑情绪减轻。

（2）组织灌流量正常,生命体征平稳,皮肤温暖,毛细血管充盈正常。

（3）未发生感染或感染被及时发现和处理。

四、肾、输尿管结石护理

尿路结石(urolithiasis)又称尿结石,是泌尿外科常见疾病之一,包括肾结石、输尿管结石、膀胱结石及尿道结石。按尿路结石所在的部位分为上尿路结石和下尿路结石。上尿路结石是指肾和输尿管结石;下尿路结石包括膀胱结石和尿道结石。临床以上尿道结石多见。尿路结石的形成机制尚未完全清楚,有多种学说。肾钙化斑、过饱和结晶、结石基质、晶体抑制物质、异质促进成核学说是结石形成的基本学说。

（一）非手术治疗护理

（1）缓解疼痛。嘱患者卧床休息,局部热敷,指导患者做深呼吸、放松以减轻疼痛;遵医嘱应用止痛药物,并观察疼痛的缓解情况。

（2）鼓励患者大量饮水(2 000~3 000 mL),多活动,在病情允许的情况下适当做一些跳跃运动或经常改变体位,有助于结石排出。

（3）观察尿液颜色与性状、体温及尿液检查结果,及早发现感染征象。

（二）体外冲击波碎石术护理

1.术前护理

（1）心理护理。向患者及其家属解释体外冲击波碎石的方法、碎石效果及配合要求,解除患者的顾虑。

（2）术前 3 天忌食产气食物,术前 1 天口服缓泻药,术日晨禁食。

（3）教会患者练习手术配合体位、固定体位,以确保碎石定位的准确性。

（4）术晨行泌尿系统 X 线平片复查,了解结石是否移位或排出,复查后用平车接送患者,以免结石因活动再次移位。

2.术后护理

（1）术后卧床休息 6 h,鼓励患者多饮水,增加尿量。

（2）采取有效运动和体位。鼓励患者多进行跳跃运动,叩击腰背,促进排石。

（3）观察碎石排出情况。用纱布或滤网过滤尿液,收集结石碎渣。

（4）并发症观察与护理。①血尿:碎石术后多数患者出现暂时性肉眼血尿,一般无须处理。②发热:感染性结石患者,由于结石内细菌播散而引起尿路感染,往往引起发热,遵医嘱应用抗生素,高热者采取降温措施。

（三）内镜碎石术护理

1.术前护理

（1）心理护理。向患者及其家属解释内镜碎石术的方法与优点,术中的配合要求及注意事项,消除患者的顾虑,使其更好地配合手术与护理。

（2）协助做好术前检查,应注意患者的凝血功能是否正常,若患者近期服用阿司匹林、华法林等抗凝药物,应嘱患者停药,待凝血功能正常后再行碎石术。

（3）术前指导患者做俯卧位练习,从俯卧 30 min 开始,逐渐延长至 2 h,以提高患者术中去截石体位或俯卧位的耐受性。

（4）术前 1 天备皮、配血,术前晚行肠道清洁。

2.术后护理

（1）观察患者生命体征,以及尿液颜色和性状。

（2）引流管护理。①妥善固定。向患者及其家属解释置管的目的及妥善保护好各引流管的重要性,告知患者翻身、活动时勿牵拉造瘘管,以防造瘘管脱出。②引流管的位置不得高于肾造瘘口,以防引流液逆流引起感染。③保持引流管通畅,勿压迫、折叠管道。④观察引流液的量、颜色和性状,并做好记录。⑤术后 3～5 天,引流尿液转清、体温正常,可考虑拔管。拔管前先夹闭 24～48 h,观察有无排尿困难、腰腹痛、发热等反应。拔管后 3～4 天,应督促患者每 2～4 h 排尿 1 次,以免膀胱过度充盈。⑥双"J"管一般留置 4～6 周,经 B 超或腹部摄片复查确定无结石残留后,膀胱镜下取出双"J"管。

（3）并发症观察与护理。①出血。术后早期,肾造瘘管引流液为血性,一般 1～3 天颜色转清,不需处理。若术后短时间内造瘘管引出大量鲜红色血性液体,须警惕大出血。除应用止血药、抗生素等处理外,可夹闭造瘘管 1～3 h,使肾盂内压力升高,达到压迫止血的目的。②感染。术后密切观察患者体温变化;遵医嘱应用抗生素,嘱患者多饮水;保持各引流管通畅,留置尿管者应清洁尿道口与会阴部;肾造瘘口应定时更换敷料,保持皮肤清洁、干燥。

（四）健康教育

（1）多喝水,不喝生水、浓茶,不憋尿,保持每日尿量 2 000 mL 以上,多运动。

（2）饮食指导:限制含钙、草酸、嘌呤成分多的食物,如牛奶、豆制品、菠菜、动物内脏、浓茶、啤酒等,预防结石复发。

（3）腰部勿做剧烈运动(提重物、跑步、打球、下蹲等),防止双"J"管移位或者脱落。

（4）遵医嘱按时拔出双"J"管。

（5）定期复查。术后患者至少每 3 个月到医院复查 1 次。

（五）护理质量评价标准

（1）患者疼痛程度减轻。

（2）患者能够复述尿石症的预防知识,并采取有利于结石预防的生活方式。

（3）引流管引流有效,护理到位。

（4）病情观察及时,记录准确。

（5）基础护理落实到位,无护理并发症。

（6）健康宣教认真落实。

第四章 急危重症护理

第一节 常见急救护理

一、急腹症急救护理

急性腹痛是指发生在1周之内，由各种原因引起的腹腔内外脏器急性病变而表现在腹部的疼痛，是临床上常见的急症之一，具有发病急、变化多、进展快的特点，可涉及内、外、妇、儿，甚至神经、精神等多学科的疾病。若处理不及时，极易发生严重后果，甚至危及患者生命。

（一）一般护理

（1）了解腹痛的部位、性质、程度、放射部位及与饮食的关系，协助鉴别诊断。

（2）病情允许者取半卧位，如发生休克取休克卧位。

（3）心理护理。针对患者出现不同程度的紧张、恐惧情绪，给予解释和安慰。

（4）禁食、胃肠减压期间应注意肠蠕动恢复的情况。

（5）诊断不明确时，应做到"五禁"，即禁饮禁食、禁热敷、禁灌肠、禁用镇痛剂、禁止活动；"四抗"，即抗休克、抗感染、抗电解质紊乱、抗腹胀。

（6）建立静脉通道，必要时输血或血浆等，防止休克，纠正水电解质、酸碱平衡紊乱。

（7）遵医嘱给予抗生素控制感染。

（8）对症处理。如有腹痛病因明确者，及时给予解痉镇痛药物，但使用止痛药后应严密观察腹痛等病情变化；高热者可给予物理降温或药物降温。

（9）准确记录出入液量。

（10）做好术前准备，一旦在治疗过程中出现手术指征，立刻完善术前准备，送入手术室。

（二）病情观察

（1）观察患者意识状态及生命体征，注意有无脱水、休克等表现。

（2）观察患者腹部症状和体征，如腹痛的部位、范围、性质、程度，有无牵涉痛、转移痛等。腹部检查若发现压痛、反跳痛、腹肌紧张时，提示病情进一步加重。

（3）观察腹痛相关症状，如呕吐、腹胀、发热、黄疸、大小便改变等。

（4）动态监测实验检查结果，如血、尿、便常规，电解质，以及肝肾功能等。

（5）观察全身情况及重要脏器功能变化。

（6）治疗效果及新的症状与体征的出现等。

（三）护理质量评价标准

（1）缓解或消除患者疼痛。

（2）减轻患者焦虑和压力。

（3）积极配合医生检查、抢救。

（4）观察病情细致、认真。

二、中毒急救护理

急性中毒是指有毒的化学物质短时间内或一次超量进入人体而造成组织、器官器质性或功能性损害。急性中毒发病急骤、症状凶险、变化迅速，如不及时救治，常危及生命。

（一）一般护理

（1）了解毒物的种类、名称、进入剂量、途径、时间、出现中毒症状的时间及有无呕吐。

（2）建立静脉通道，保证输液及抢救药物通畅。

（3）对症护理。保持呼吸道通畅，及时清除分泌物，给予氧气吸入，呼吸抑制者给予呼吸兴奋剂，呼吸、心跳停止应立即进行心肺复苏术；做好皮肤护理，定时翻身，防止压疮发生；惊厥时应保护患者避免受伤，应用抗惊厥药物；高热者给予降温；尿潴留者给予导尿等。

（4）休息及饮食。急性中毒者应卧床休息、保暖；病情许可时，鼓励患者进食高蛋白、高碳水化合物、高维生素的无渣饮食；腐蚀性毒物中毒者应早期给予乳类等流质饮食。

（5）口腔护理。吞服腐蚀性毒物者应特别注意其口腔护理，密切观察患者口腔黏膜的变化。

（6）心理护理。细致评估者的心理状况，尤其对服毒自杀者，要做好患者的心理护理，防范患者再次自杀。

（7）留取标本做毒物鉴定。

（二）迅速清除毒物

1.吸入性中毒

吸入性中毒立即撤离中毒现场，解开衣领，呼吸新鲜空气，保持呼吸道通畅。

2.接触性中毒

接触性中毒立即脱去衣物，用大量清水反复清洗皮肤、头发和指甲，勿用热水擦洗。眼内毒物迅速用清水或生理盐水冲洗，碱性毒物用3％硼酸溶液，酸性毒物用2％碳酸氢钠溶液冲洗，后再用0.25％氯霉素眼药水、金霉素眼膏加以保护，防止继发感染。

3.口服中毒

（1）催吐。神志清醒者，服毒时间在4～6 h，可嘱患者先服适量温开水、盐水后刺激咽后壁直至吐出液体变为清水为止。

（2）洗胃。应尽早、彻底，洗胃量为轻度中毒3 000～5 000 mL；中度中毒5 000～8 000 mL；重度中毒15 000～20 000 mL。以洗出液体澄清、无气味为止。

（3）导泻及灌肠。催吐洗胃后给予25％硫酸钠30～60 mL或50％硫酸镁40～50 mL灌入胃内，灌肠方法同一般灌肠法。

（4）合理使用吸附剂。常用活性炭（20～30 g，加入 200 mL 温水中），洗胃后口服或经胃管注入。

（三）解毒剂应用

1.有机磷杀虫药中毒解毒药

如阿托品、碘解磷定、双复磷等。阿托品应用原则为早期、足量和维持足够时间，直到阿托品化（瞳孔不再缩小、面红、皮肤干燥、心率加快、肺部啰音消失）。

2.金属中毒解毒药

依地酸钙钠，可与多种金属形成稳定而可溶的螯合物并排出体外。

3.高铁血红蛋白血症解毒药

小剂量亚甲蓝（美蓝）可使高铁血红蛋白还原为正常血红蛋白，用于治疗亚硝酸盐、苯胺等中毒引起的高铁血红蛋白血症。

4.氰化物中毒解毒药

一般采用亚硝酸盐-硫代硫酸钠疗法。

5.中枢神经抑制剂中毒解毒药

（1）纳洛酮：是阿片受体拮抗剂，对麻醉镇痛药引起的呼吸抑制有特异性拮抗作用；对急性酒精中毒、镇静催眠药中毒引起的意识障碍亦有较好的疗效。

（2）氟马西尼：为苯二氮䓬类中毒的拮抗药。

（四）病情观察

（1）密切观察患者生命体征、神志、瞳孔变化。

（2）密切观察患者皮肤色泽、湿润度、弹性的变化。

（3）及时发现患者是否新出现烦躁、惊厥、昏迷等神志改变以及昏迷程度是否发生变化。

（4）及时发现瞳孔大小及对光反应的变化，早期发现脑水肿、酸碱失衡等。

（5）注意有无阿托品化的指征。

（6）注意有无有机磷农药中毒反跳现象，如胸闷、唾液分泌增加、原有症状加重等。

（7）详细记录液体出入量，密切观察患者的尿量、尿液的性状。

（8）严重呕吐、腹泻者应详细记录呕吐物及排泄物的颜色和量，必要时留标本送检。

（9）注意追查血电解质、血糖、肝肾功能、血气分析等结果，以便及时对症处理。

（五）护理质量评价标准

（1）患者胃内毒物彻底清除。

（2）根据中毒物，遵医嘱使用解毒药。

（3）观察病情及药物作用、不良反应。

（4）患者情绪稳定，配合治疗和护理。

三、中暑急救护理

中暑是指人体在高温环境下，由于水和电解质丢失过多，散热功能障碍，所引起的以中枢神经系统和心血管功能障碍为主要表现的热损伤性疾病。它是一种威胁生命的急症，可因中枢神经系统和循环功能障碍导致死亡、永久性脑损害或肾衰竭。

（一）一般护理

（1）了解发病前所处环境的温度、湿度、辐射程度、通风情况、停留时间、劳动强度及有无慢性病。

（2）迅速脱离高温环境，将患者移至通风阴凉处，解开其衣服，安静休息。

（3）维持水电解质酸碱平衡，轻者可给予清凉含盐饮料，重者给予静脉补液，注意纠正钾、钠、氯过低。发生代谢性酸中毒遵医嘱补充5%碳酸氢钠。

（4）保持呼吸道通畅，重者给予氧气吸入，必要时人工呼吸机辅助呼吸。

（二）迅速降温

1.现场降温

（1）迅速脱离高温高湿环境，转移至通风阴凉处，将患者平卧并去除全身衣物。

（2）用凉水喷洒或用湿毛巾擦拭全身。

（3）扇风，加快蒸发、对流散热。

（4）持续监测体温。

2.运送途中降温

（1）打开救护车内空调或开窗。

（2）用凉水擦拭全身。

（3）输液。

（4）持续监测体温。

3.病房内降温

（1）室温调节在20～24℃。

（2）快速静脉输液。

（3）使用降温毯。

（4）可采用空调、电扇、室内冰块等使环境温度降至21～25℃，头部置冰帽及大动脉处冷敷，重症者可给予冰水浸浴，若体温降至38.5℃可停止降温。

（5）血液净化。

（6）联合使用冬眠合剂等药物降温，氯丙嗪25～50 mg加入5%葡萄糖500 mL静脉滴注，滴注过程中密切观察血压变化。

（7）有条件可用血管内降温仪或将患者浸入冷水浴中（水温为15～20℃）。

（三）病情观察

1.降温效果观察

（1）降温过程中应密切监测肛温，每15～30 min测量1次，根据肛温变化调整降温措施。

（2）观察末梢循环情况，以确定降温效果。

（3）如有呼吸抑制、深昏迷、血压下降则停用药物降温。

2.并发症监测

（1）监测尿量、尿色、尿比重，以观察肾功能状况。

（2）密切监测血压、心率，有条件者可测量中心静脉压、肺动脉压、心排血量等，防止休克。

（3）监测动脉血气、神志、瞳孔、呼吸的变化。

3.观察与高热同时存在的其他症状

如是否伴有寒战、大汗、咳嗽、呕吐，以协助明确诊断。

（四）护理质量评价标准

（1）降温措施有效，控制体温。

（2）观察病情细致、认真。

（3）发现病情变化及时配合处理准确。

四、毒蛇咬伤急救护理

毒蛇咬伤后引起发病的因素是毒腺中所分泌的蛇毒，主要为蛋白质，系多肽和多种酶组成。蛇毒可分为神经毒素和血液毒素。前者对中枢、周围神经、神经肌肉传导功能等产生损害作用，可引起惊厥、瘫痪和呼吸麻痹；后者对心血管和血液系统造成损害，引起心律失常，循环衰竭、溶血和出血。主要见于我国南方农村、山区，夏、秋季节发病较多。

（一）一般护理

（1）了解毒蛇咬伤时间、当时患者情况、初步处理及毒蛇种类等。

（2）稳定患者情绪，限制肢体活动，切不可伤后慌乱跑动，以免毒素吸收和扩散。

（3）全身支持治疗，预防和处理多脏器功能衰竭。

（4）转送途中应保持伤口与心脏在同一水平，不宜抬高伤肢。

（5）立即在伤口近心端扎止血带（在距离伤口 5～10 cm 处），以阻断毒液随淋巴液回流，并用双手从近心端向伤口处挤压排毒，压力不可超过动脉压，时间不可超过 1 h。

（6）排毒方法。①用过氧化氢水溶液彻底冲洗伤口后在咬伤处作"＋""＋＋"形切开。②向肢体远端方向挤压排出毒液。③吸吮法，如用嘴吸吮，每吸 1 次必须吐净所吸毒素，并用清水漱口。口腔黏膜有破损者不宜用该法。④注射器吸引法，借负压吸引毒液。

（二）应用中和毒素药物护理

（1）季德胜蛇药内服外敷，在创口近心端环绕肢体外敷 1 周，不可敷在伤口上或远心端。

（2）抗蛇毒血清 6 000 U 加 5％葡萄糖 40 mL 静脉缓注，必要时经 2～4 h 再加用 3 000 U，应早期应用，使用前进行过敏试验。

（3）全身支持疗法。血压低时应及时给予输血和补液，抗休克治疗，呼吸微弱时给以呼吸兴奋剂和吸氧，必要时进行辅助性呼吸，肾上腺皮质激素及抗组胺类药物的应用，对中和毒素和减轻毒性症状有一定的作用。

（4）遵医嘱给予抗生素和破伤风抗毒素血清预防感染和破伤风。

（三）病情观察

（1）观察患者脉搏、呼吸、血压、瞳孔及意识变化。

（2）观察局部伤口情况，注意有无出血倾向。

（3）监测血流动力学变化。

（四）护理质量评价标准

（1）生命危险者得到及时救护。

（2）患者情绪稳定，积极配合治疗。

（3）积极配合处理伤口。

（4）遵医嘱治疗迅速、准确。

五、电击伤急救护理

电击伤，俗称触电，是指一定量的电流通过人体引起全身或局部组织损伤和功能障碍，甚至发生呼吸、心搏骤停。电击伤可以分为超高压电击伤或雷击、高压电击伤和低压电击伤三种类型。

（一）现场救护

（1）立即切断电源、切断电线或用非导电物件使患者脱离电源。

（2）拉开触电者，急救者可穿胶鞋，站在木凳上，用干燥的绳子、围巾或干衣服拧成条状套在触电者身上拉开触电者。

（3）呼吸、心搏骤停时应现场进行心肺复苏术。

（4）保护好烧伤创面，防止感染。

（5）保持呼吸道通畅，及时清除呼吸道分泌物。

（6）注意休息。

（二）院内急救护理

（1）维持有效呼吸，呼吸停止者应立即气管插管，给予呼吸机辅助通气。

（2）纠正心律失常，心室颤动者应尽早给予除颤。

（3）尽快建立静脉通路，低血容量性休克和组织严重电烧伤的患者，应迅速予以静脉补液。

（4）防治脑水肿，遵医嘱予脱水剂，以降低颅内压。

（5）遵医嘱使用纠正心律失常的药物。

（6）遵医嘱应用抗生素和破伤风抗毒素血清。

（7）积极清除电击烧伤创面的坏死组织，有助于预防感染和创面污染。

（8）筋膜松解术和截肢。肢体受高压电热灼伤，大块软组织灼伤引起的局部水肿和小血管内血栓形成，可使电热灼伤远端肢体发生缺血性坏死。

（9）其他对症处理。如抗休克，预防感染，纠正水和电解质紊乱，防治脑水肿、急性肾衰竭、应激性溃疡等。

（三）病情观察

（1）观察患者生命体征变化，判断有无呼吸抑制及窒息发生；注意神志变化，做好心电监护，及时发现心律失常。

（2）观察有无广泛性出血、低血容量性休克、急性肾功能不全、代谢性酸中毒等。

（3）心肌损伤监测。根据心肌酶学检查、肌钙蛋白测定来评估判断有无心肌损伤。

（4）肾功能监测。观察尿的颜色和量的变化，准确记录尿量。

（5）观察有无因触电摔倒而发生脑、胸、腹部外伤及骨折。

（四）护理质量评价标准

（1）处理心律失常及时，患者生命体征平稳。

（2）积极配合抢救和处理伤口。

（3）遵医嘱正确使用药物。

六、淹溺急救护理

淹溺，又称溺水，是人淹没于水或其他液体中，由于体液、污泥、杂草等物堵塞呼吸道和肺泡，或因咽喉、气管发生反射性痉挛，引起窒息和缺氧，肺泡失去通气、换气功能，使机体所处于的一种危急状态。

（一）现场救护

（1）迅速将淹溺者救出水面，由接受过训练的施救人员将淹溺者救上岸。

（2）了解淹溺情况、淡水与海水、持续时间、打捞经过等。

（3）立即清除口鼻中泥沙和污物，保持呼吸道通畅。

（4）迅速将患者腹部压在救护者膝上，头低足高位，使呼吸道和胃内水排出，时间不宜过长。

（5）初期复苏。呼吸、心跳停止者应立即行心肺复苏术。

（6）迅速转送医院，途中不中断救护；搬运患者过程中注意有无头、颈部损伤和其他严重创伤。

（二）院内急救护理

1.即刻护理措施

（1）迅速将患者安置于抢救室内，换下湿衣裤，注意保暖。

（2）保持呼吸道通畅，给予高流量吸氧，根据情况配合气管插管并做好机械通气准备。

（3）建立静脉通路。

2.输液护理

对淡水淹溺者，应严格控制输液速度，从小剂量、低速度开始，防止短时间内进入大量液体，加重血液稀释和肺水肿。对海水淹溺者应及时按医嘱输入5%葡萄糖和血浆液体等，切忌输入生理盐水。

3.复温护理

复温速度要求稳定、安全。

（1）迅速将低体温者移入温暖环境，脱掉衣服、鞋袜，采取全身保暖措施，加盖棉被或毛毯，用热水袋（注意不要直接放在皮肤上，用垫子、衣服隔开，以防烫伤）放腋下及腹股沟区。

（2）有条件者用电毯包裹躯体，用热辐射（红外线和短波透热）进行复温等。

4.密切观察病情变化

密切观察患者血压、心率、脉搏、呼吸、意识和尿液的变化。观察有无咳痰，痰的颜色、性质，听诊肺部啰音及心率、心律情况。

5.对症处理

积极防治脑水肿、感染、急性肾衰竭等并发症。

6.心理护理

做好心理护理，消除患者的焦虑与恐惧情绪，解释治疗措施及目的，使其能积极配合治疗。

（三）病情观察

(1)密切观察患者的神志和呼吸频率、深度,判断呼吸困难的程度。

(2)观察有无咳痰,痰的颜色、性质,听诊肺部啰音及心律情况,测量血压、脉搏。

(3)注意尿量、颜色、性质,准确记录尿量。

（四）护理质量评价标准

(1)患者呼吸道通畅,呼吸正常功能。

(2)患者水电解质和酸碱平衡失常得以纠正。

(3)并发症预防和治疗及时。

(4)患者情绪稳定,配合治疗和护理。

第二节　重症监护患者护理

一、ICU 住院患者一般护理

(1)护士应了解自己所护理患者的所有病情,参与医生查房,依据查房意见确定当日护理重点,及时、准确、客观地记录患者的病情变化。

(2)保持环境安静、舒适,空气清新、流通,调节室温在 22～24℃,湿度在 50％～60％;定期消毒环境,减少环境对患者的不良刺激。

(3)保持床单位整洁,做到"三短""六洁"[头发短、指(趾)甲短、胡须短,口腔、头发、手足、会阴、肛门、皮肤清洁],做到患者全身无异味,无血、痰、便、胶布痕迹;戴腹带或胸带的患者每日要打开胸腹带,擦拭并观察皮肤情况,若有污染及时更换。

(4)无特殊体位要求需保持床头 30°～45°,每 2 h 为患者翻身 1 次,使患者卧位舒适,严防发生压疮。定时帮助长期卧床、无法自主活动的患者活动肢体。长期卧床、有下肢静脉血栓高危因素的患者可穿弹力袜进行预防。

(5)对烦躁、谵妄、昏迷等意识不清或有障碍的患者应根据医嘱使用保护性约束,松紧适宜,并向家属告知。护士应注意给予肢体约束患者约束部位的皮肤护理和被约束肢体的活动。

(6)正确处理医嘱,认真核对医嘱。注意药物的配伍禁忌,注意观察并准确记录用药效果及药物不良反应,对特殊药物剂量和浓度要精确计算,双人核对。

(7)严格做好护理记录,对于需要做出相应护理措施或影响护理效果的实验室检查指标应记录,如白蛋白 2.8 mg/dL。所有护理表格书写要清晰,描述客观准确,记录及时。

(8)24 h 持续心电监护,密切观察和记录患者的病情变化,包括意识、体温、心律、心率、血压、呼吸、SpO_2 等体征;监测血气、电解质、血糖等化验指标,若出现异常,及时通知医生。格拉斯哥评分低于 8 分、有脑出血危险、应用大剂量镇静剂及脑外伤患者应注意瞳孔变化并记录。

(9)保持呼吸道通畅,及时清除呼吸道分泌物,给予气道湿化和适当氧疗,对人工气道患者,按气管插管和气管切开护理常规进行护理。

（10）保持各种输液管路及引流管的通畅，给予妥善合理固定、标识明确，观察并记录引流液的颜色、量及性状；若无特殊要求，按要求更换引流袋并准确记录引流量，如遇出血等情况要每小时记录引流量，并及时报告医生。

（11）合理、正确地使用静脉通路，注意静脉通路处皮肤和血管的观察和保护，静脉输液应根据患者病情及医嘱每小时均匀输入。

（12）严格执行预防导管相关血流感染、留置尿管导致尿路感染、呼吸机相关性肺炎等护理措施，减少并发症的发生。

（13）对持续床旁血液滤过患者，严格执行相关护理常规。

（14）正确进行标本采集并及时送检。

（15）不同患者根据所患疾病执行相应疾病护理常规。

（16）护理人员要熟悉常规仪器及抢救仪器的使用，注意维护保养及消毒，出现报警及时查找原因并处理。新仪器临床使用前，应做好医护人员的培训工作，发现问题及时处理。

（17）做好患者心理护理，及时准确判断患者所表达的意图，给予解答，减轻患者精神负担和疾病痛苦。重视患者的各种情况变化，及时与患者家属沟通，满足患者及其家属的合理需求。

（18）严格床边交接班，交班时要严肃、认真，重点突出，对于特殊患者的特殊情况要文字交接。

（19）新患者床单元准备。备心电监护仪（电极片）、吸氧装置 1 套（必要时呼吸机 1 套）、吸痰装置、输液泵、注射泵、降温仪（心肺复苏后）；手术患者另备输液架、呼吸囊、氧气瓶。

二、中心静脉置管护理

中心静脉置管已成为进行血流动力学监测、安全输液及静脉营养支持的主要途径。然而机械性损伤、感染、血栓形成等并发症延长了患者住院时间，增加了死亡率，因此，标准化和规范性的操作、严格管理与预防措施体系的建立对降低血管内导管感染率至关重要。

（一）置管目的

（1）测定中心静脉压力，判断是否存在血容量不足或心功能不全。

（2）作为大量输血、补液的输注通道，同时监测大手术或危重手术血容量的动态变化，防止发生循环负荷超重的危险。

（3）作为输注化疗药物、血管活性药物、全静脉营养液及高浓度电解质溶液的静脉通道。

（4）血液透析（CRRT）用。

（二）护理措施

1.各项无菌操作

严格各项无菌操作技术。穿刺处皮肤清洁并按需备皮。妥善固定中心静脉插管，应用无菌透明贴膜，贴膜面积大于 10×10 cm²，贴膜无张力粘贴，膜下无气泡。穿刺后 24 h 更换 1 次，观察渗血、渗液情况，透明贴膜每周更换 1 次，纱布 48 h 更换 1 次，敷料出现松动、脱落、污染、潮湿，有渗血、渗液等情况需及时更换。

2.床头严格交接班

（1）检查导管外露刻度和固定情况，发现敷料松动应及时更换。

（2）搬动患者时,专人看护。

（3）随时检查导管是否在可视范围内,避免导管受压、打折,尤其患者自主活动时。

3.保持导管通畅

（1）每日检查导管回血情况,无回血时应在确定导管长度未发生移位前提下,进行负压通管,通过无效立即通知医生重新置管。

（2）脉冲式冲管:每 4 h 用 20 mL 生理盐水脉冲式冲管 1 次,包括输注血制品、黏滞性液体、全胃肠外营养液（TPN）,测中心静脉压（CVP）后;患者因咳嗽、躁动出现回血时。液体速度减慢时应增加冲洗次数。

（3）使用正压封管和正压接头。

（4）持续监测 CVP 时应保持测压系统密闭,压力传感器置于与心房同一水平处（第 4 肋与腋中线交点）,测压前要校准压力零点,且保持压力在 300 mmHg,以 3 mL/h 的速度维持管路通畅。

4.预防感染

严格执行手卫生,无菌换药:以穿刺点为中心,用 75％乙醇棉球环形消毒穿刺点 1 cm 以外皮肤,连续 3 次,方向为顺时针—逆时针—顺时针,待干;碘伏棉球按压穿刺点 3 s 后再以穿刺点为中心环形消毒皮肤 3 次（方法同上）,消毒面积大于敷料面积,消毒时要使用机械力。若患者出现高热、寒战及穿刺点炎症等表现,应立即拔除导管并留取导管尖端培养及血培养。

输液接头每周更换 1 次,输液器、三通管每日更换 1 次,接头或三通管内有血迹随时更换。除紧急情况（如抢救）外,中心静脉导管尽可能不输血制品,降低血液残留增加导管感染概率。

5.拔管后护理

（1）遵医嘱留取导管培养及血培养。

（2）拔管后按压穿刺点 5 min 以上至不出血,有出血倾向者、导管留置时间长或存在其他出血可能者延长按压时间,防止出血及血肿形成。

（3）停止按压后,局部覆盖无菌纱布敷料 24 h,继续关注局部出血情况,次日无异常情况揭除敷料,做记录。

（三）病情观察

（1）密切观察局部穿刺点有无红肿、脓点等情况,监测患者体温,发现异常及时通知医生。

（2）密切观察患者,如有不明原因的发热、寒战,伴或不伴有白细胞计数升高,且除导管外无其他明确的血行感染源,应考虑发生了导管相关血流感染,须拔除管道做相关培养。

（四）护理质量评价标准

（1）导管通畅,冲管、封管手法正确。

（2）中心静脉换药规范。

（3）严格无菌操作,无护理并发症发生。

三、人工气道护理

人工气道是将导管经鼻/口插入气管或气管切开所建立的通道。人工气道分类包括经口气管插管、经鼻气管插管、气管切开。完善的人工气道管理是预防呼吸系统并发症的重要护理手段。护理人员必须熟练掌握人工气道患者的护理,才能最大限度减少人工气道创口感染和管路堵塞、肺部感染等并发症,防止人工气道意外情况的出现,保障呼吸治疗效果,提高抢救成功率。

（一）护理措施

(1)妥善固定人工气道,预防意外拔管。①正确固定气管插管和气管切开导管,松紧度以容一手指为宜,禁忌使用绷带固定,每日检查并按时更换固定胶布和固定带。②气管插管固定方法。第一根胶布固定在患者面颊,第二根胶布与气管插管固定在一起,另用一根固定带经患者枕后固定于面部气管插管处。③气管切开导管固定方法。固定带系死结并系紧,固定时酌情在系带处垫纱布或减压贴,避免局部皮肤损伤,在气管切开后前 3 天可适当加强固定带的紧度,但要随时检查局部皮肤血运情况。

(2)保持患者面部清洁,以防汗水、分泌物或面部动作降低胶布附着度。

(3)每班检查气管插管深度及气囊压力,气囊压力的正常范围是 20～30 cm H_2O。

(4)气管插管清醒合作者,可不放牙垫,但意识不清、牙关紧闭或烦躁不安患者以及婴幼儿均应使用牙垫,避免患者咬紧插管,影响通气。

(5)必要时使用约束带和镇静剂。

(6)搬动患者或为患者变换体位时,应将呼吸回路从臂力架取下,严防管路牵拉致使插管脱出。

(7)预防下呼吸道细菌污染。①在进行与人工气道有关的各项护理操作前后,要执行六步洗手法。②吸痰时严格无菌操作,戴无菌手套,吸痰管一次性使用。③认真做好口腔护理,每日 2 次。气管插管机械通气患者每日口腔护理至少 4 次,选择氯己定漱口液。④气管切开患者换药用无菌纱布或泡沫敷料,每日更换 1 次,如气管切开处渗血、渗液或分泌物较多时及时更换。⑤为防止气道分泌物潴留,可采取胸部叩击、震动拍痰、刺激咳嗽等物理治疗方法。⑥留置胃管患者,定期检查胃管深度,抬高床头大于 30°,防止胃管反流引起误吸。

(8)加强人工气道的温、湿化管理。①机械通气时,应将呼吸机的湿化器打开,使吸入的气体温度保持在 36～37℃、相对湿度 100%,及时查看补充灭菌注射用水。②遵医嘱定时为患者行雾化吸入,根据病情加入治疗性药物,利于排痰和降低气道阻力。③如痰液过于黏稠、位置较深、吸引困难,且患者咳嗽良好,可在吸痰前患者吸气时沿人工气道管壁注入 2.5% 碳酸氢钠溶液 2～5 mL,稀化痰液,利于吸出。

(9)护士应经常关心询问患者,以及时了解患者的不适。

(10)采取有效的交流方式和示意方法,如写字板、认字板、图示,了解患者的想法和需求。

(11)人工气道操作前后严格无菌技术。

(12)保持呼吸道通畅,注意检查管路有无扭曲、打折或堵塞情况。

(13)烦躁不安、不能耐受者应遵医嘱适当应用镇静剂;未完全清醒患者应适当约束。

（二）护理质量评价标准

(1)气管插管、气管切开固定方法正确,松紧适宜。

(2)吸痰有效,呼吸道通畅。

(3)气管插管深度、气囊压力每班检查记录。

(4)患者口腔清洁、无异味,无口腔炎等护理并发症。

参考文献

[1]丁海燕,宋洁,韩莹波.临床护理实践研究[M].赤峰:内蒙古科学技术出版社,2018.

[2]郭书芹,王叙德.外科护理[M].北京:人民卫生出版社,2020.

[3]胡金华,商青林,余国萍.临床护理与管理实践[M].天津:天津科学技术出版社,2018.

[4]扈文娟.临床护理质量与操作[M].长春:吉林科学技术出版社,2016.

[5]黄粉莲.新编实用临床护理技术[M].长春:吉林科学技术出版社,2021.

[6]黄欢.临床护理路径[M].昆明:云南科技出版社,2018.

[7]黄菊艳,齐晓霞.临床护理常规[M].北京:中国医药科技出版社,2016.

[8]蒋红,任学芳,黄莺.神经科临床护理案例精选[M].上海:复旦大学出版社,2018.

[9]解立新.呼吸内科临床路径[M].北京:人民军医出版社,2018.

[10]李素霞.心内科临床护理与护理技术[M].沈阳:辽宁科学技术出版社,2020.

[11]罗义敏,王丽霞.临床护理应急处置与演练[M].北京:人民军医出版社,2016.

[12]孟莎莎.现代护理技术新进展[M].济南:山东科学技术出版社,2017.

[13]孙彩粉,李亚兰.临床护理理论与实践[M].南昌:江西科学技术出版社,2018.

[14]徐玉香,李艳茹,肖颖娜,等.综合临床护理指南[M].石家庄:河北科学技术出版社,2016.

[15]张苹蓉,卢东英.护理基本技能[M].西安:陕西科学技术出版社,2020.

[16]张萍,黄俊蕾,陈云荣,等.现代医学临床与护理[M].青岛:中国海洋大学出版社,2018.

[17]张萍,张梅英,樊海宁.外科护理学[M].北京:人民军医出版社,2015.

[18]张旭光,等.现代护理技术与要点[M].长春:吉林科学技术出版社,2019.

[19]朱秀勤,李帼英,李海燕.内科护理急性事件处理预案[M].北京:人民军医出版社,2016.

[20]朱秀勤,李帼英.内科护理细节管理[M].北京:人民军医出版社,2015.